Spas e Salões de Beleza

Terapias Passo a Passo

Dados Internacionais de Catalogação na Publicação (CIP)
(Câmara Brasileira do Livro, SP, Brasil)

Moren, Sandra Alexcae
Spas e salões de beleza: terapias passo a passo/Sandra
Alexcae Moren; [tradução All Tasks]. — São Paulo: Cengage
Learning, 2009. — (Série profissional)
Título original: Spa & salon alchemy.

ISBN 978-85-221-0631-8

1. Beleza — Estudo e ensino 2. Estética
3. Imagem corporal 4. Institutos de beleza — Administração
5. Spa - Administração I. Título. II. Série.

09-08181   CDD-646.72

Índice para catálogo sistemático:

1. Beleza corporal: Cuidados: Aparência pessoal 646.72

Sandra Alexcae Moren

Spas e Salões de Beleza

Terapias Passo a Passo

Revisão Técnica:

Carlos Oristanio

Coordenador do curso de Visagismo e Estética Capilar da Universidade Cruzeiro do Sul, sócio do De La Lastra Cabeleireiros e consultor especializado em salões de beleza. Colunista das revistas *Cabeleireiros.Com* e *Profissão Beleza*.

Leticia Chaves

Docente e coordenadora técnica do curso de Visagismo e Estética Capilar da Universidade Cruzeiro do Sul.

Tradução:
All Tasks

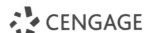

Austrália • Brasil • México • Cingapura • Reino Unido • Estados Unidos

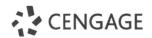

Spas e Salões de Beleza – Terapias Passo a Passo
Sandra Alexcae Moren

Gerente Editorial: Patricia La Rosa

Editora de Desenvolvimento: Danielle Mendes Sales

Supervisora de Produção Editorial: Fabiana Alencar Albuquerque

Produtora Editorial: Gisela Carnicelli

Título Original em Inglês: Spa & Salon Alchemy – Step by step spa procedures
(ISBN 13: 978-1-4180-3236-0;
ISBN 10: 1-4180-3236-8)

Tradução: All Tasks

Revisão Técnica: Carlos Oristanio e Leticia Chaves

Copidesque: Cláudia Mello Belhassof

Revisão: Iara Arakaki Ramos e Bel Ribeiro

Diagramação: Alfredo Carracedo Castillo

Capa: Marcela Perroni (Ventura Design)

Pesquisa Iconográfica: Cláudia Sampaio e Bruna Benezatto

© 2006 Delmar, uma parte da Cengage Learning.
© 2010 Cengage Learning Edições Ltda.

Todos os direitos reservados. Nenhuma parte deste livro poderá ser reproduzida, sejam quais forem os meios empregados, sem a permissão, por escrito, da Editora. Aos infratores aplicam-se as sanções previstas nos artigos 102, 104, 106 e 107 da Lei nº 9.610, de 19 de fevereiro de 1998.

Esta editora empenhou-se em contatar os responsáveis pelos direitos autorais de todas as imagens e de outros materiais utilizados neste livro. Se porventura for constatada a omissão involuntária na identificação de algum deles, dispomo-nos a efetuar, futuramente, os possíveis acertos.

A editora não se responsabiliza pelo funcionamento dos links contidos neste livro que possam estar suspensos.

> Para informações sobre nossos produtos, entre em contato pelo telefone
> **0800 11 19 39**
> Para permissão de uso de material desta obra, envie seu pedido para
> **direitosautorais@cengage.com**

© 2010 Cengage Learning.
Todos os direitos reservados.
ISBN-13: 978-85-221-0631-8
ISBN-10: 85-221-0631-2

Cengage Learning
Condomínio E-Business Park
Rua Werner Siemens, 111 – Prédio 11 –
Torre A – Conjunto 12 – Lapa de Baixo
CEP 05069-900 – São Paulo – SP
Tel.: (11) 3665-9900 – Fax: (11) 3665-9901
SAC: 0800 11 19 39

Para suas soluções de curso e aprendizado, visite
www.cengage.com.br

Impresso no Brasil
Printed in Brazil

Dedicatória

Este livro é dedicado aos meus filhos, Dean, Tammy e Dale, seus cônjuges e meus netos maravilhosos, Kelsey, Elissa, Dylan, Billie-Ann e Kenyon, que me deram tanto amor e alegria, ensinaram-me tanta coisa, sempre me aceitaram e participaram da minha carreira. Dedico-o também a meu irmão, Dwayne, e sua esposa, Brenda, que me ensinaram muito sobre a vida e relacionamentos.

E, finalmente, a todos vocês que fazem parte desse fabuloso setor de serviços de beleza profissional, que tocam os corações e as almas das pessoas todos os dias. Corpo, mente e espírito são revitalizados por meio das experiências que vocês proporcionam aos seus clientes.

Agradecimentos

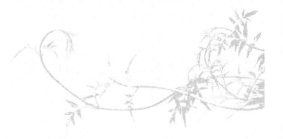

Com sinceridade, quero agradecer às pessoas que trabalharam comigo e me deram apoio neste trabalho criativo.

Agradecimentos especiais à fabulosa equipe da Milady Publishing. Sob a direção de Brad Hanson, editor de aquisições, a equipe trabalhou muito para tornar este sonho realidade. Brad, agradeço sinceramente pela sua sabedoria e apoio. Obrigada, Jennifer Radlin, editora de desenvolvimento, e Jessica Burns, assistente editorial, vocês sempre estiveram disponíveis quando precisei, e agradeço muito por isso. Nina Tucciarelli, coordenadora/editora de produção, que manteve o projeto no cronograma; Sandra Bruce, gerente de canais, por gerenciar a implementação do plano de marketing; e Sandy Charette, gerente de projeto de tecnologia e equipe de soluções de tecnologia, por seu empenho. Que equipe maravilhosa!

Meu mais profundo agradecimento a todos os profissionais que dedicaram seu tempo para revisar este manual e oferecer seu *feedback*:

Helen Bicmore, Jean Paul Spa de Beaute, Nova York
Sandra Peoples, T.H. Pickens Technical Center, Colorado
Felicia Brown, Balance Day Spa, Carolina do Norte
Lenore Brooks, Brooks & Butterfield, LTD. – The Day Spa, Massachusetts
Courtney Pippenger, Athens School of Beauty Arts, Tennessee
Sheryl Baba, Solstice Day Spa, Massachusetts

Para Sherry Moir, uma amiga querida que, com paciência, digitou o primeiro esboço. Faz tempo, Sherry, mas foi você a primeira pessoa que pegou minhas informações escritas à mão e as organizou.

Para uma mulher muito especial e querida amiga, Cynthia Bujold, que fez com que isto fosse possível com seu apoio e dedicação quanto aos prazos que tínhamos para formatar e fechar este projeto.

Agradeço a todos meus amigos, colegas, clientes, alunos e contatos comerciais, que foram meus maiores professores e compartilharam sua sabedoria e necessidades do setor.

Carta ao leitor

Quando você começa a leitura deste texto com sua declaração de missão, ele pode inspirá-lo e a seus funcionários a se lembrarem de por que estão neste negócio. Insira sua declaração de missão pessoal nesta seção. Seu manual é um componente da sua estrutura organizacional, que oferece um sistema para serviços consistentes e de alta qualidade ao consumidor.

Seja você educador, proprietário de spa ou instituto de beleza, estudante, esteticista, massoterapeuta ou empresário, pode valer-se deste manual como uma ferramenta educacional. O processo de manter-se a par das mudanças regulatórias e técnicas para tratamentos e serviços é permanente, semelhante ao aprendizado por toda a vida.

Espero sinceramente que você possa utilizar as informações aqui contidas e desfrute de sua jornada pessoal por este setor dinâmico. Aproveite, entregue-se ao sonho e encontre sua paixão.

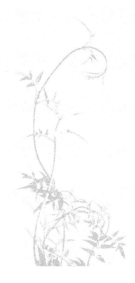

Sumário

xiii	Prefácio
1	Capítulo 1 • Práticas de segurança e higiene
9	Capítulo 2 • Massoterapia com pedras
13	Capítulo 3 • Manicure
41	Capítulo 4 • Pedicure
55	Capítulo 5 • Depilação
69	Capítulo 6 • Tratamentos de estética facial
87	Capítulo 7 • Pigmentação dos cílios e sobrancelhas
95	Capítulo 8 • Maquiagem
105	Capítulo 9 • Aromaterapia
111	Capítulo 10 • Massoterapia
131	Capítulo 11 • Hidroterapia
159	Capítulo 12 • Cuidados com o corpo
181	Capítulo 13 • Esfoliação corporal

Prefácio

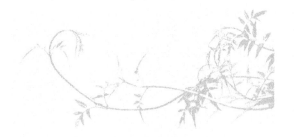

$\mathcal{E}$ste livro é uma ferramenta exclusiva, concisa e simples para garantir a mais alta qualidade do serviço profissional ao consumidor.

As expectativas e exigências do cliente incluem consistência nos serviços e procedimentos de tratamento, bem como o tempo de atendimento. Se um terapeuta gasta cerca de 10 minutos em um serviço ou tratamento específico, se o procedimento tem uma etapa a menos, ou a mais ou se não foi oferecido uma xícara de café ou um copo d'água, o cliente questionará a experiência. Cada um dos membros da sua equipe tem seu próprio método e tempo para aplicar os serviços e tratamentos porque receberam treinamentos diferentes.

Como líder no setor, agora você pode oferecer treinamento corporativo padronizado sem gastar rios de dinheiro para que alguém escreva um manual. Simplesmente insira o logo e a razão social da sua empresa no local reservado na seção e no capítulo específicos. Você acaba de criar seus tratamentos e serviços exclusivos.

Este livro, implementado em sua empresa já existente ou criada recentemente, possibilita:

- Inserir o logo e a razão social de sua empresa com sua visão ou declaração de missão pessoais no início do manual.
- Dispor a seus alunos e/ou funcionários um material de referência sempre à mão para garantir a consistência dos procedimentos.
- Ao diretor ou gerente de seu spa ou instituto de beleza ter um material de referência sempre à mão para os membros da equipe.

- O entendimento das motivações e expectativas do cliente quanto ao serviço ou tratamento, sobre o tempo de atendimento (que pode ser ajustado) e as diferenças de categoria. Sua recepcionista terá facilidade para descrever os serviços e procedimentos para os clientes, por exemplo, ao explicar a diferença entre uma manicure comum e uma exclusiva.
- Seguir o procedimento passo a passo, o que ajuda o terapeuta a concluir todas as etapas do serviço oferecido ao consumidor.

Também são apresentados neste livro:
– Sugestões de produtos de manutenção caseira.
– Recomendações de outros serviços e tratamentos disponíveis.
– Um método fácil para fazer com que o cliente marque a próxima sessão.
– Um lembrete para verificar com o cliente se ele tem planos de saúde que cubram massagens.
– Sugestões para personalizar serviços e tratamentos para incluir adolescentes, homens e idosos.

Assim, seus alunos e/ou funcionários seguem procedimentos específicos, concluem serviços e tratamentos no prazo, utilizam a quantidade certa de material e vendem mais produtos de varejo e de manutenção caseira, o que resulta em maior retenção e fidelidade do cliente, bem como em aumento nos lucros.

CAPÍTULO 1
Práticas de segurança e higiene

Uma das maiores responsabilidades que temos como especialistas do setor de estética e beleza é zelar pela saúde e segurança dos clientes e pela nossa. Para construir um relacionamento que tenha como base a confiança e o respeito mútuos, você deve aprender a utilizar as regulamentações, normas e regras deste ofício.

Os mais altos níveis de limpeza e aderência às rigorosas normas de saúde são imperativos para proteger tanto os funcionários que trabalham nas instalações do spa e instituto de beleza quanto a clientela. O controle de infecções e doenças é um aspecto importante de nossa profissão, e pode ser obtido observando-se rigorosamente certas diretrizes e procedimentos.

Nos Estados Unidos, existem conselhos estaduais de cosmetologia que possuem seu próprio conjunto de normas e regulamentações para saneamento.

No Canadá, existem regulamentações federais de saúde, bem como as autoridades municipais/regionais, com regras e regulamentações específicas para saneamento dentro do setor.

O Departamento de Trabalho dos Estados Unidos criou a Administração de Segurança e Saúde Ocupacional (OSHA – *Occupational Safety and Health Administration*)[1] para regular o cumprimento das normas de segurança e saúde no local de trabalho. As normas estabelecidas[2] pela OSHA são relevantes para o profissional em função da natureza dos produtos químicos utilizados no setor. Elas regulam a exposição do funcionário às substâncias tóxicas e advertem sobre os perigos dos materiais utilizados. Além disso, fornecem informações sobre mistura, armazenagem e descarte de produtos químicos; regulam

---

1. No Brasil, o Decreto-lei nº 211, de 1970, do Estado de São Paulo, destaca a obrigatoriedade de desinfecção de locais, equipamentos e utensílios em spas e institutos de beleza (NRT).
2. Para atuar no mercado de trabalho, o profissional especialista deve conhecer profundamente a legislação e normas brasileiras para utilização de produtos, limpeza de equipamentos e boas práticas de fabricação previstas pela Anvisa (Agência Nacional de Vigilância Sanitária) e demais orgãos regulatórios (NRT).

a segurança geral do local de trabalho; e garantem o direito do profissional de saber se os produtos utilizados são regulamentados e obedecem aos padrões permitidos pela OSHA.

Nos Estados Unidos, a Agência de Proteção Ambiental (EPA – *Environmental Protection Agency*) e cada Estado devem aprovar todos os desinfetantes. Ao escolher um desinfetante, procure sempre pelo número de registro EPA[3] no rótulo do produto, no qual também constam os organismos para os quais o desinfetante foi testado, como o vírus HIV-1 e o da Hepatite B.

A lei dos Estados Unidos também exige que os fabricantes forneçam informações importantes na forma de Planilha de Dados de Segurança de Materiais (MSDS – *Material Safety Data Sheet*), juntamente com orientações para utilização correta, precauções de segurança e uma lista de ingredientes ativos (Figura 1-2, ver página 3). As informações da MSDS acerca de um produto abrangem desde conteúdo e riscos associados até níveis de combustão e requisitos de armazenagem. Essas informações vitais são disponibilizadas pelo distribuidor e/ou fabricante do produto.

A descontaminação é definida como o processo de remoção de elementos patogênicos e outras substâncias e ferramentas, utensílios e superfícies. Seus três níveis principais são:

1. **Esterilização**[4] – considerado o nível mais alto de descontaminação, mata todos os micro-organismos, incluindo bactérias, vírus, fungos e esporos bacterianos. Pinças, alicates e outros utensílios que entram em contato com o sangue ou fluidos corpóreos são exemplos de instrumentos que exigem esterilização (Figura 1-2).

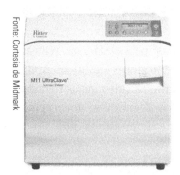

Figura 1-1 – Exemplo de autoclave.

---

3. No Brasil, a consulta de produtos pode ser feita pelo site da Agência de Vigilância Sanitária do Ministério da Saúde (www.anvisa.org.br) (NRT).
4. Processo de destruição e eliminação total de micro-organismos em forma vegetativa, por meio de agentes químicos ou físicos (NRT).

Planilha de dados de segurança de materiais	Departamento de Trabalho dos EUA
Pode ser utilizada para estar em conformidade com a Norma de Comunicação de Risco da OSHA 29 CFR 1910.1200. A norma deve ser consultada para requisitos específicos.	Administração de Segurança e Saúde Ocupacional (Formulário não obrigatório) Formulário aprovado OMB nº 1218-0072
Identificação (De acordo com o rótulo e lista)	Observação: não são permitidos espaços em branco. Se algum item não for aplicável ou se nenhuma informação estiver disponível, isto deve ser indicado no espaço determinado.

Seção I

Nome do fabricante	Número do telefone de emergência
Endereço (rua, número, cidade, estado e CEP)	Número de telefone para informações
	Data de elaboração
	Assinatura do elaborador (Opcional)

Seção II – Ingredientes perigosos/ informações de identidade

Componentes perigosos (Identificação do produto químico específico; nome(s) comum(ns)	OSHA PEL	ACGIH TLV	Outros limites recomendados	% (Opcional)

Seção III – Características físicas/químicas

Ponto de ebulição		Gravidade específica ($H_2O - 1$)	
Pressão do vapor (mmHg)		Ponto de fusão	
Densidade do vapor (Air – 1))		Taxa de evaporação (Acetato de butila – 1)	
Solubilidade na água			
Aspecto e cheiro			

Seção IV – Dados sobre risco de incêndio e explosão

Ponto de fulgor (Método utilizado)	Limite de geração de chamas	LEL	UEL
Meios extintores			
Procedimentos especiais de combate ao incêndio			
Riscos incomuns de incêndio e explosão			

(Reproduzir localmente)	OSHA 174, setembro de 1985

Figura 1-2 – Modelo de planilha de dados de segurança de materiais (MSDS).

Planilha de dados de segurança de materiais (MSDS)

Seção V – Dados de reatividade

Estabilidade	Instável		Condições a serem evitadas
	Estável		

Incompatibilidade (materiais a serem evitados)

Decomposição perigosa ou subprodutos

Polimerização perigosa	Pode ocorrer		Condições a serem evitadas
	Não ocorrerá		

Seção VI – Dados sobre perigos para a saúde

Rota(s) de entrada:	Inalação?	Pele?	Ingestão?

Perigos para a saúde (agudos e crônicos)

Qualidades carcinogênicas	NTP?	Monografias IARC	Regulado pela OSHA?

Sinais e sintomas de exposição

Condições médicas geralmente agravadas pela exposição

Programa de emergência e primeiros socorros

Seção VII – Precauções para manuseio e utilização seguros

Etapas a serem seguidas em caso de o material ser liberado ou derramado

Método de descarte de resíduos

Precauções a serem tomadas no manuseio e armazenagem

Outras precauções

Seção VIII – Medidas de controle

Proteção respiratória (especifique o tipo)

Ventilação	Exaustão local	Especial
	Mecânica (geral)	Outras

Luvas de proteção	Proteção ocular

Outros equipamentos ou vestimentas de proteção

Práticas de trabalho/higiene

Figura 1-2 – (Continuação).

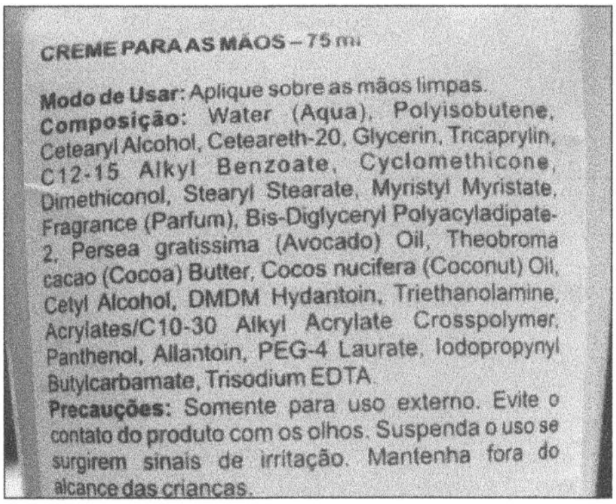

CREME PARA AS MÃOS – 75 ml

Modo de Usar: Aplique sobre as mãos limpas.
Composição: Water (Aqua), Polyisobutene, Cetearyl Alcohol, Ceteareth-20, Glycerin, Tricaprylin, C12-15 Alkyl Benzoate, Cyclomethicone, Dimethiconol, Stearyl Stearate, Myristyl Myristate, Fragrance (Parfum), Bis-Diglyceryl Polyacyladipate-2, Persea gratissima (Avocado) Oil, Theobroma cacao (Cocoa) Butter, Cocos nucifera (Coconut) Oil, Cetyl Alcohol, DMDM Hydantoin, Triethanolamine, Acrylates/C10-30 Alkyl Acrylate Crosspolymer, Panthenol, Allantoin, PEG-4 Laurate, Iodopropynyl Butylcarbamate, Trisodium EDTA.
Precauções: Somente para uso externo. Evite o contato do produto com os olhos. Suspenda o uso se surgirem sinais de irritação. Mantenha fora do alcance das crianças.

Figura 1-3 – Rótulo eficaz.

2. Desinfecção[5] – é o processo de eliminação de grande parte dos micro-organismos nas superfícies duras, não porosas. Neste caso, é importante destacar que este processo não mata todos os esporos bacterianos. Pelo fato de os desinfetantes serem produtos químicos, leia e siga as instruções do fabricante, tais como precauções de mistura e tempo de exposição, para obter uma utilização eficaz contra bactérias, fungos e vírus (Figura 1-3). Consulte a Tabela 1-1 para diretrizes de prevenção contra infecções.

3. Antissepsia – o mais baixo nível de descontaminação;[6] envolve a redução do número de agentes patogênicos ou organismos causadores de doenças encontrados em uma superfície. Os antissépticos não são classificados como desinfetantes, embora possam matar, retardar ou evitar o crescimento de bactérias.
Observação: Por lei, nos Estados Unidos os profissionais especialistas em determinadas terapias e procedimentos devem ter certificação específica e atualizada para a execução dos serviços. Pelo fato de os requisitos variarem de acordo com regulamentações federais, estaduais e municipais, indica-se que o profissional entre em contato com a autoridade local de licenciamento para informar-se sobre as credenciais necessárias, bem como sobre o período de renovação da certificação.

---

5. Processo de destruição de agentes infecciosos em forma vegetativa, mediante a aplicação de meios físicos ou químicos (NRT).
6. Deve-se levar em consideração que a limpeza (lavagem, enxágue e secagem) é um pré-requisito para quaisquer dos processos de descontaminação citados anteriormente (NRT).

Tabela 1-1 – Diretrizes para prevenção de infecções.[7]

Item	Nível de descontaminação	Procedimento
Bisturis ou outros instrumentos faciais e utensílios utilizados para puncionar ou romper a pele, ou qualquer objeto que entre em contato com pus ou secreção.	Esterilização	Autoclave a vapor (pressão e calor elevados) e aquecimento a seco. Descarte de todas as sobras em recipiente que não possa ser perfurado.
Ferramentas não porosas e utensílios, como pentes, escovas, lâminas, tesouras para corte de cabelo, pentes para máquina de corte de cabelo, pente garfo, grampos, bobes, bobes de velcro, alicates, pinças, lixas para unhas e pés, prendedores, etc; que não entram em contato com fluidos corpóreos ou sangue.	Desinfecção	Imersão completa em desinfetante com registro da EPA[8](7), para uso hospitalar, bactericida, pseudomonacidal, de combate a fungos e vírus, durante o tempo especificado pelo fabricante.
Ferramentas não porosas para cuidados com os cabelos e utensílios que entram em contato com parasitas como piolhos.	Desinfecção	Imersão completa em uma solução de Lysol (2 colheres de sopa para 1/4 de água) durante uma hora.
Ferramentas não-porosas e utensílios como alicates, lâminas ou tesouras para corte de cabelo que tenham acidentalmente entrado em contato com sangue ou fluidos corpóreos.	Desinfecção	Imersão completa em desinfetante com registro da EPA, com eficácia demonstrada contra HIV-1/HBV ou tuberculose durante o tempo especificado pelo fabricante.

---

7. Como referência de pesquisa para aprofundamento do tema, é indicada a leitura do manual "Beleza com Segurança", um guia técnico para profissionais de beleza, editado pela Covisa (Coordenação de Vigilância em Saúde do Estado de São Paulo) (NRT).
8. No Brasil, a consulta de modelos desta natureza pode ser feita pelo site da Anvisa (Agência de Vigilância Sanitária do Ministério da Saúde) (NRT).

Tabela 1-1 – (Continuação).

Item	Nível de descontaminação	Procedimento
Ferramentas de eletroterapia, máquinas elétricas para corte de cabelo e lixas e motores elétricos.	Desinfecção	Esterilização ou secagem com um desinfetante com registro da EPA para uso hospitalar, específico para equipamentos elétricos.
Balcões, frascos de xampu, pias, pisos, vasos sanitários, maçanetas, espelhos, lâmpadas, consultório.	Limpeza e Antissepsia	Utilização de um produto de limpeza, com registro da EPA, desenvolvido para superfícies. O rótulo de eficácia descreve o que é apropriado para superfícies como pisos, balcões, vasos sanitários, toalhas, pias e outros do gênero.
Toalhas, lençóis, capas, faixas de cabelo.	Limpeza e Antissepsia	Procedimento de lavar em água quente e detergente, com água sanitária ou Lysol adicionado à água para enxágue.
Suas mãos antes de cada serviço.	Limpeza e Antissepsia	Limpeza com sabão líquido e água morna.
Suas mãos, as mãos do cliente e/ou os pés antes de cada serviço de manicure ou pedicure.	Limpeza e Antissepsia	Sabão e água morna ou antisséptico próprio para mãos e/ou pés.

Capítulo 2
Massoterapia com pedras

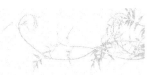

$\mathcal{A}$ massoterapia com pedras pode ser incorporada a qualquer tratamento em que se utilize massagem. Alguns exemplos são a massagem corporal, dos pés e das pernas nos procedimentos de pedicure, a facial e a massagem das mãos e braços no tratamento de manicure. Trata-se de um dos procedimentos mais populares nos institutos de beleza e spas.

O profissional que pratica a massoterapia com pedras necessita de certificação e regulamentação de orgãos federais, estaduais e municipais para o exercício do ofício. Há diversos fabricantes de equipamentos e materiais específicos que são essenciais para a realização deste tipo de terapia. Você pode verificar os diferentes fornecedores e marcas (Figura 2-1).

Esta forma de trabalho corporal envolve a utilização de pedras aquecidas e resfriadas (termoterapia), que podem trazer alívio para músculos tensos e doloridos.

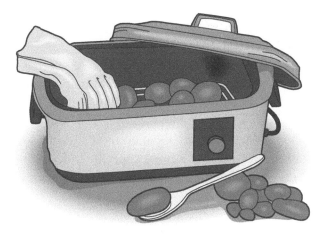

Figura 2-1 – Equipamentos e materiais específicos para massoterapia com pedras.

Materiais necessários

- Espiriteira ou aquecedor elétrico de aço inox para aquecimento das pedras.
- Termômetro, que pode acompanhar a espiriteira ou aquecedor, para verificar a temperatura das pedras (siga as orientações do fabricante).
- Pegador/colher com orifícios de filtração ou pinça para retirar as pedras da água quente.
- Luvas térmicas ou de borracha para remover as pedras da unidade de aquecimento. O ideal é que as pedras estejam em temperatura adequada para o contato direto. Caso contrário, as pedras, se aquecidas demais, podem acabar queimando o paciente.
- Óleos de massagem e óleos essenciais, utilizados para auxiliar o deslizamento das pedras ao longo dos músculos (misture o óleo essencial com o de massagem). O tipo de óleo dependerá da natureza da massagem a ser feita e da recomendação do fabricante.
- As pedras vulcânicas são eficientes em virtude dos efeitos de condução térmica e energética. As basálticas, quando aquecidas, tendem a gerar mais calor, fazendo com que seu efeito penetre mais profundamente nos músculos, além de serem sedativas. As pedras de mármore resfriadas são utilizadas para alternar as temperaturas. Elas tendem a ter boas propriedades de retenção do frio. A terapia com calor ajuda a aliviar os músculos doloridos, já a frio atua na redução de inchaços e da dor.

Existem pedras de diversos tamanhos e formatos correspondentes a diferentes áreas do corpo em que são utilizadas.

Métodos de tratamento

Os métodos de tratamento variam de acordo com o tipo de massagem. Você pode utilizar pedras untadas em óleos de massagem para executar procedimentos específicos. Segure a pedra e massageie o local com os mesmos movimentos da massagem manual. Quando terminar a massagem, coloque as pedras quentes e resfriadas em áreas específicas do corpo, conforme a necessidade do tratamento ou o objetivo da terapia (siga as orientações do fabricante).

É possível fazer a massagem completa com as pedras ou massagear com as mãos e, em seguida, colocar as pedras em posições específicas, como nas costas do paciente, de acordo com as recomendações do fabricante e objetivos terapêuticos (Figura 2-2).

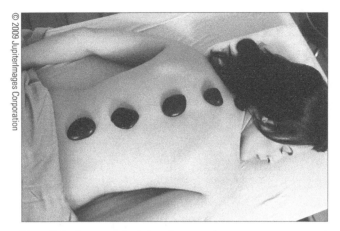

Figura 2-2 – Incorporação da terapia com pedras na massagem corporal.

A utilização das pedras nos tratamentos faciais e serviços de manicure e pedicure será muito similar à técnica de massagem corporal. No primeiro caso, utiliza-se a pedra para fazer a massagem ou colocando-a no rosto do paciente após o procedimento (consulte as orientações do fabricante). Para massagear as mãos, pode-se utilizar as pedras e/ou colocá-las entre os dedos do paciente (consulte as orientações do fabricante) (Figura 2-3).

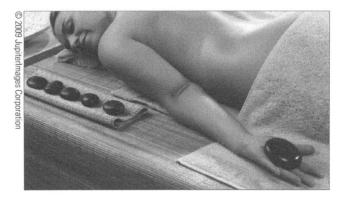

Figura 2-3 – Incorporação da terapia com pedras no serviço de manicure.

No tratamento para os pés, pode-se massageá-los com as pedras e/ou colocá-las entre os dedos do paciente (consulte as orientações do fabricante) (Figura 2-4).

Limpe e desinfete todos os equipamentos de acordo com as orientações do fabricante e normas previstas.

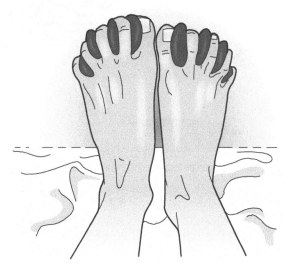

Figura 2-4 – Incorporação da terapia com pedras no serviço de pedicure.

CAPÍTULO 3
Manicure

Benefícios/valores

Manicure é o profissional que trata das mãos e unhas para que elas tenham um aspecto limpo e bem cuidado (Figura 3-1).

- Pele das mãos macia e suave ao toque, e não seca, rachada, trincada, com coceira e avermelhada.
- Sem peles soltas em volta da unha.
- Área da cutícula macia e limpa.
- O esmalte fica por mais tempo por causa do produto utilizado.
- Comprimento uniforme das unhas.
- Unhas e mãos mais saudáveis e bonitas.

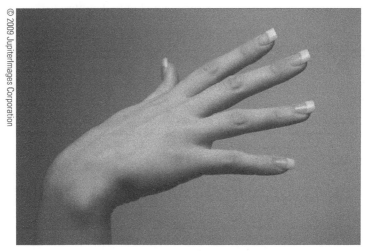

Figura 3-1 – Serviço de manicure finalizado.

• Serviço expresso de manicure ou *Manicure express* (20 minutos)
Trata-se de um serviço com economia de tempo que pode ser realizado enquanto o cliente faz um tratamento facial ou a aplicação da coloração no cabelo.

• Atendimento convencional ou Manicure tradicional (30 minutos)
Consiste no serviço básico de manicure com massagem nos braços e mãos.

• Tratamento com cera de parafina (15 minutos)
No tratamento com cera de parafina terapêutica é aplicado um hidratante para pele seca. O calor da parafina permite melhor penetração do hidratante na pele e pode aliviar a rigidez e a tensão nos músculos e articulações, além de aumentar a circulação nas mãos.

• Atendimento especializado ou Manicure profissional (45 minutos)
Consiste nos serviços de manicure tradicional com o acréscimo dos recursos adicionais de:
  • Esfoliação das mãos e braços para remover as células mortas da pele.
  • Tratamento terapêutico com cera de parafina para mãos e/ou cutículas extremamente secas e rigidez nas articulações das mãos.

• Francesinha (45 minutos)
Consiste nos serviços de manicure tradicional com aplicação de acabamento em esmalte branco nas pontas das unhas, conhecido como francesinha, que confere uma aparência natural e moderna ao cliente. (Figura 3-2)

• Aplicação da francesinha (15 minutos)
Aplicação de estilo conhecido como francesinha para uma aparência natural e moderna.

• Troca de esmalte (15 minutos)
Troca ou aplicação de esmalte de unha. Ampla opção de cores disponíveis. Inclui a utilização de base, esmalte de brilho e secante de unhas.

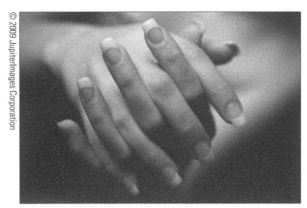

Figura 3-2 – Francesinha finalizada.

Serviço expresso de manicure ou *manicure express*

Consiste no serviço para as mãos com economia de tempo. As mãos são um de nossos melhores bens. Fazem parte da imagem que projetamos, assim como nossa expressão facial.

Tempo: 20 minutos (aproximadamente)

Sala/área de trabalho
- Mobilidade de serviço. Usar cadeira e carrinho auxiliar que podem ser facilmente deslocados em direção ao cliente. Utilizar uma sala com iluminação suave e difusa para criar um ambiente tranquilo, com música suave ao fundo
- Difusor ligado com óleo essencial
- Mesa de manicure fixa com lâmpada acoplada

Equipamentos
- Carrinho auxiliar para manicure
- Cadeira para manicure com gaveteiro e bandeja acoplada
- Cadeira para o cliente
- Pote para colocar os dedos
- Porta-algodão
- Porta-hastes flexíveis
- Frasco aplicador de removedor de esmalte

- Frasco aplicador ou borrifador de desinfetante
- Difusor
- Cesto para lixo
- Cesto ou gaveteiro para toalhas sujas

Materiais
- Ficha do cliente
- Desinfetante concentrado
- Papel toalha, uma toalha grande, uma toalha de mão
- Antisséptico para as mãos
- Hastes flexíveis
- Pedaços de algodão
- Removedor de esmalte
- Fortalecedor de unha
- Base
- Esmalte de brilho
- Secante
- Esmalte de unha (ampla variedade de cores)
- Creme hidratante/loção para as mãos
- Amolecedor de cutícula
- Óleo de cutícula
- Fortalacedor de unha
- Óleo essencial
- Cartão de visitas do profissional especialista

Utensílios
- Lixas de unha
- Pincel para contorno e traços médios
- Palito para limpeza das unhas
- Cortador de unha (pequeno)
- Alicate de cutícula
- Espátula de dois lados para empurrar a cutícula
- Conjunto de polimento (opcional)
- Afastador de cutículas elétrico[1]
- Lixa de brilho

---

1. Caneta elétrica com brocas diamantadas para limpeza e remoção da cutícula.

Procedimentos

1. Cubra a mesa de manicure com uma toalha grande, uma toalha de mão ou papel toalha.
2. Limpe suas mãos e as do cliente com um antisséptico. Peça para o cliente retirar todas as joias que possam atrapalhar o procedimento.
3. Analise cuidadosamente as mãos do cliente para decidir sobre:
   - Formato das unhas
   - Irregularidades ou desidratação da cutícula
4. Se o cliente for destro, comece o serviço de manicure pela mão esquerda.
5. Remova o esmalte com um pedaço de algodão embebido em removedor de esmalte. Comece pelo dedo mínimo da mão esquerda, trabalhando na direção do polegar. Repita o processo na mão direita.
6. Pressione um pedaço de algodão embebido em removedor de esmalte nas unhas para remover o esmalte. Esfregue longamente para baixo até a ponta de todos os dedos. Continue até que o esmalte seja removido totalmente das unhas.
7. Envolva o palito em um pouco de algodão e umedeça com removedor de esmalte de unhas para limpar todos os resquícios de esmalte da área da cutícula.
8. Comece a definição do formato das unhas da mão esquerda (a mão menos utilizada, se o cliente for destro).
9. Segure a mão em uma posição confortável e comece a definição do formato da unha do dedo mínimo com a lixa, finalizando na unha do polegar. Lixe longamente a partir de cada lado da unha, sempre em direção ao centro.
10. Quando o processo estiver completo, aplique o amolecedor de cutícula na área das cutículas e mergulhe os dedos em um recipiente com água morna em solução especial.
11. Pegue a mão direita e repita o passo 9.
12. Retire a mão esquerda que foi molhada e seque-a suavemente com uma toalha.
13. Pegue a mão direita e repita o passo 10.
14. Com um afastador de cutícula elétrico ou espátula, empurre a cutícula da mão molhada que acaba de ser retirada do pote. Com um alicate de cutículas, retire as peles soltas em volta da unha ou o excesso de cutícula. (Se utilizar o afastador elétrico, mantenha a mão molhada.)
15. Envolva o palito com um pedaço de algodão embebido na água do pote e limpe embaixo dos cantos da unha.
16. Utilize o pincel de traços finos para limpar as unhas. Seque suavemente a mão. Se necessário, utilize a lixa de brilho e finalize aplicando óleo de cutícula e óleo de massagem em torno da área da cutícula.

17. Pegue a mão direita que estava mergulhada e seque-a suavemente.

18. Repita os passos 14-16.

19. Aplique creme nas suas próprias mãos e faça uma pequena massagem nas mãos do cliente (se houver tempo).

20. Limpe as unhas com hastes flexíveis embebidas em removedor de esmalte. Limpe também embaixo das unhas com um pedaço de algodão embebido em removedor de esmalte enrolado em um palito.

21. Se aplicável, peça para o cliente recolocar as joias.

22. Aplique o fortalecedor de unhas, base, cor (se solicitada), esmalte de brilho e secante.

23. Dê seu cartão de visitas ao cliente. No verso do cartão, sugira o prazo para o próximo tratamento e tratamentos adicionais.

Limpeza/higiene

1. Limpe e desinfete a mesa de manicure. Coloque as toalhas no cesto ou gaveteiro de toalhas sujas. Jogue no lixo os materiais utilizados, limpe com desinfetante a superfície da mesa e o pote para colocar os dedos e a prepare para o próximo cliente.

2. Desinfete todos os utensílios e coloque-os em uma estufa (calor seco) ou autoclave[2] (vapor saturado) para a esterilização completa[3].

Acompanhamento

1. Preencha a ficha do cliente.
   - Data da visita
   - Produtos utilizados
   - Creme hidratante/loção para as mãos
   - Fortalecedor de unhas
   - Cor do esmalte
   - Outros comentários

2. Confira se o cliente precisa de algum produto para manutenção do serviço em casa. Descubra que tipos de produtos ele está utilizando no momento para orientá-lo corretamente.

2.O uso da estufa ou autoclave é restrito aos materiais de metal que, depois de lavados, devem ser embalados para autoclave e colocados em estojos de alumínio na estufa (NRT).

3.Ver tabela de Diretrizes para Prevenção de Infecções, páginas 6 e 7.

- Creme hidratante/loção para as mãos
- Fortalecedor de unhas
- Esmalte de brilho
- Base
- Esmalte
- Secante
- Óleo de cutícula

3. Fique atento e recomende outros serviços; esta prática inspira confiança no cliente por reconhecer suas necessidades específicas.
   - Pedicure
   - Tratamento facial
   - Massagem
   - Tratamento corporal
   - Tratamento Vichy[4] para as mãos

Manicure tradicional

Para uma aparência bem cuidada e sofisticada, é obrigatório que haja cuidados com as mãos sob o ponto de vista da beleza, bem como um serviço de manicure impecável.

Tempo: 30 minutos (aproximadamente)

Sala/área de trabalho
- Sala com iluminação suave e difusa, e música suave ao fundo para criar um ambiente tranquilo
- Difusor ligado com óleo essencial
- Mesa de manicure fixa com lâmpada acoplada

Equipamentos
- Carrinho auxiliar para manicure
- Cadeira para manicure com gaveteiro e bandeja acoplada
- Cadeira para o cliente
- Pote para colocar os dedos

---

4. Linha de produtos bastante difundida nos Estados Unidos para esta finalidade.

- Porta-algodão
- Porta-hastes flexíveis
- Frasco aplicador de removedor de esmalte
- Frasco aplicador ou borrifador de desinfetante
- Difusor
- Cesto para lixo
- Cesto ou gaveteiro para toalhas sujas

Materiais
- Ficha do cliente
- Desinfetante concentrado
- Papel toalha, uma toalha grande, uma toalha de mão
- Antisséptico para as mãos
- Hastes flexíveis
- Pedaços de algodão
- Removedor de esmalte
- Fortalecedor de unha
- Base
- Esmalte de brilho
- Secante de esmalte
- Esmalte de unha (várias cores)
- Creme hidratante/loção para as mãos
- Amolecedor de cutícula
- Óleo de cutícula
- Solução de tratamento para as unhas
- Óleo essencial
- Cartão de visitas do profissional

Utensílios
- Lixas de unha
- Pincel para contorno e traços médios
- Palito para limpeza das unhas
- Cortador de unha (pequeno)
- Alicate de cutícula
- Espátula de dois lados para empurrar a cutícula
- Conjunto de polimento (opcional)
- Afastador elétrico de cutículas
- Lixa de brilho

Procedimentos

1. Cubra a mesa de manicure com uma toalha grande, uma toalha de mão e papel toalha.
2. Limpe suas mãos e as do cliente com antisséptico. Peça para o cliente retirar todas as joias que possam atrapalhar o procedimento.
3. Analise cuidadosamente as mãos do cliente para decidir sobre:
   - Formato das unhas
   - Irregularidades ou desidratação da cutícula
4. Se o cliente for destro, comece o serviço de manicure pela mão esquerda.
5. Remova o esmalte com um pedaço de algodão embebido em removedor de esmalte. Comece pelo dedo mínimo da mão esquerda, trabalhando na direção do polegar. Repita o processo na mão direita.
6. Pressione um pedaço de algodão embebido em removedor de esmalte nas unhas para dissolver o esmalte. Esfregue até a ponta com uma longa passada. Continue até que o esmalte seja removido totalmente das unhas.
7. Envolva o palito com um pedaço de algodão e umedeça com removedor de esmalte de unhas para limpar todos os resquícios de esmalte da área da cutícula.
8. Comece a definição de forma das unhas da mão esquerda (a mão menos utilizada, se o cliente for destro).
9. Segure a mão em uma posição confortável e comece a definição do formato da unha do dedo mínimo com a lixa, finalizando na unha do polegar. Lixe bem a partir de cada lado da unha, sempre em direção ao centro.
10. Quando o processo estiver completo, aplique o amolecedor de cutícula na área das cutículas e mergulhe os dedos no pote com água morna e solução especial.
11. Pegue a mão direita e repita o passo 9.
12. Retire a mão esquerda do pote com água e solução e seque-a suavemente.
13. Pegue a mão direita e repita o passo 10.
14. Com um afastador elétrico ou espátula de cutícula, recue a cutícula da mão que acaba de ser retirada do pote. Com um alicate de cutícula, retire as peles soltas em volta da unha ou o excesso de cutícula. (Se utilizar afastador elétrico, mantenha a mão molhada.)
15. Envolva o palito com um pedaço de algodão embebido em água do pote e limpe os cantos da unha.
16. Utilize o pincel de traços finos para limpar as unhas. Seque suavemente a mão.

Se necessário, utilize a lixa de brilho e finalize aplicando óleo de cutícula e óleo de massagem em torno da área da cutícula.

17. Pegue a mão direita que estava mergulhada no pote e seque-a suavemente.
18. Repita os passos 14-16.
19. Aplique creme nas suas próprias mãos e faça uma massagem completa nas mãos e nos braços do cliente, subindo até o cotovelo.
20. Limpe as unhas com hastes flexíveis embebidas em removedor de esmalte e limpe embaixo da unha com um pedaço de algodão embebido no removedor de esmalte enrolado em um palito.
21. Se aplicável, peça para o cliente recolocar as joias.
22. Aplique o fortalecedor de unhas, base, cor (se solicitada), esmalte de brilho e secante.
23. Dê seu cartão de visitas ao cliente. No verso do cartão, sugira o prazo para a próxima sessão e tratamentos adicionais.

Limpeza/higiene

1. Limpe e desinfete a mesa de manicure. Coloque as toalhas no cesto ou gaveteiro de toalhas sujas. Jogue no lixo os materiais utilizados, limpe com desinfetante a superfície da mesa e o pote para colocar os dedos e a prepare para o próximo cliente.
2. Desinfete todos os utensílios e coloque-os em uma estufa (calor seco) ou autoclave (vapor saturado) para a esterilização completa.

Acompanhamento

1. Preencha a ficha do cliente.
   - Data da visita
   - Produtos utilizados
   - Creme hidratante/loção para as mãos
   - Fortalecedor de unhas
   - Cor do esmalte
   - Outros comentários
2. Confira se o cliente precisa de algum produto de manutenção dos serviço para uso em casa. Descubra o ele está utilizando no momento para orientá-lo corretamente.
   - Creme hidratante/loção para as mãos
   - Fortalecedor de unhas
   - Esmalte de brilho

- Base
- Esmalte
- Secante
- Óleo de cutícula
3. Fique atento e recomende outros serviços; esta prática inspira confiança no cliente por reconhecer suas necessidades específicas.
   - Pedicure
   - Tratamento facial
   - Massagem
   - Tratamento corporal
   - Tratamento Vichy para as mãos

Terapia com cera de parafina

Tratamento terapêutico para as mãos que melhora a textura da pele e a aparência geral. Pode ser muito eficiente para casos de articulações rígidas nas mãos.

Tempo: 15 minutos (aproximadamente)

Sala/área de trabalho
- Sala com iluminação suave e difusa, com música suave ao fundo para criar um ambiente tranquilo.
- Difusor ligado com óleo essencial
- Mesa de manicure fixa com lâmpada acoplada

Equipamentos
- Carrinho auxiliar para manicure
- Cadeira para manicure com gaveteiro e bandeja acoplada
- Cadeira para o cliente
- Panela elétrica ou aquecedor para hidratação de parafina
- Medidor
- Recipiente para desinfetante
- Difusor
- Cesto para lixo
- Cesto ou gaveteiro para toalhas sujas

Materiais

- Ficha do cliente
- Desinfetante concentrado
- Três toalhas
- Antisséptico para as mãos
- Creme hidratante
- Cera de parafina
- Dois sacos ou luvas plásticas
- Luvas de pano (opcionais)
- Óleo essencial
- Cartão de visitas do profissional

Procedimentos

1. Cubra a mesa de manicure com uma toalha grande e prepare a panela elétrica ou aquecedor de parafina.
2. Limpe suas mãos e as do cliente com antisséptico. Peça ao cliente para retirar todas as joias que possam atrapalhar o procedimento.
3. Analise cuidadosamente as mãos do cliente para:
   - Decidir sobre a utilização do tipo específico de creme hidratante
   - Observar as irregularidades ou áreas abertas da pele
4. Certifique-se de que a cera de parafina esteja na temperatura correta na panela elétrica (48°C).
5. Aplique creme hidratante em ambas as mãos.
6. Peça para o cliente colocar uma mão em cada saco ou luva plástica.
7. Despeje 3/4 do medidor (total) de parafina (dividindo igualmente entre ambas as mãos) sobre as mãos e pulsos do cliente dentro dos sacos plásticos (Figura 3-3).
8. Com suas mãos, molde os sacos plásticos nas mãos do cliente.
9. Envolva cada mão em uma toalha ou luva de pano.
10. Espere 10 minutos.
11. Retire os sacos plásticos e raspe a parafina; descarte tudo no cesto de lixo.
12. Se aplicável, peça para o cliente recolocar as joias.
13. Dê seu cartão de visitas ao cliente. No verso do cartão, sugira o prazo para o próximo tratamento e tratamentos adicionais.

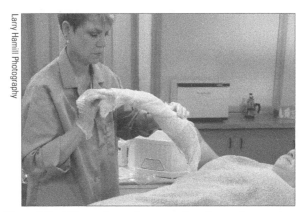

Figura 3-3 – Máscara de parafina para mãos e braços é um excelente exemplo de tratamento complementar de efeito imediato.

Limpeza/higiene

1. Limpe e desinfete a mesa de manicure. Coloque as toalhas no cesto de toalhas sujas. Jogue no lixo os materiais utilizados, limpe com desinfetante a superfície da mesa e o pote para colocar os dedos e a prepare para o próximo cliente.
2. Desinfete todos os utensílios e coloque-os em uma estufa ou vapor saturado/ autoclave para a esterilização completa.

Acompanhamento

1. Preencha a ficha do cliente.
   - Data da visita
   - Produtos utilizados
   - Creme hidratante/loção para as mãos
   - Fortalecedor de unhas
   - Cor do esmalte
   - Outros comentários
2. Confira se o cliente precisa de algum produto para manutenção do serviço em casa. Descubra que tipos de produtos ele está utilizando no momento para orientá-lo corretamente.
   - Creme hidratante/loção para as mãos
   - Fortalecedor de unha
   - Esmalte de brilho
   - Base
   - Esmalte

- Secante
- Óleo de cutícula

3. Fique atento e recomende outros serviços; esta prática inspira confiança no cliente por reconhecer suas necessidades específicas.
   - Pedicure
   - Tratamento facial
   - Massagem
   - Tratamento corporal
   - Tratamento Vichy para as mãos

Manicure profissional

Para uma aparência bem cuidada e sofisticada, é obrigatório que haja cuidados para as mãos sob o ponto de vista estético, bem como um serviço de manicure impecável.

Tempo: 45 minutos (aproximadamente)

Sala/área de trabalho
- Sala com iluminação suave e difusa, com música suave ao fundo para criar um ambiente tranquilo
- Difusor ligado com óleo essencial
- Mesa fixa de manicure com lâmpada acoplada

Equipamentos
- Carrinho auxiliar para manicure
- Cadeira para manicure com gaveteiro e bandeja aclopada
- Cadeira para o cliente
- Pote para colocar os dedos
- Porta-algodão
- Porta-hastes flexíveis
- Frasco aplicador de removedor de esmalte
- Panela elétrica ou aquecedor para parafina
- Medidor
- Recipiente para desinfetante
- Difusor

- Cesto para lixo
- Cesto ou gaveteiro para toalhas sujas

Materiais
- Ficha do cliente
- Desinfetante concentrado
- Papel toalha, uma toalha grande, uma toalha de mão
- Antisséptico para as mãos
- Hastes flexíveis
- Pedaços de algodão
- Removedor de esmalte
- Fortalecedor de unhas
- Base
- Esmalte de brilho
- Secante de esmalte
- Esmalte de unha (várias cores)
- Creme hidratante/loção para as mãos
- Amolecedor de cutícula
- Óleo de cutícula
- Solução de tratamento para as unhas
- Esfoliante
- Parafina
- Dois sacos ou luvas plásticas
- Luvas de pano (opcionais)
- Óleo essencial
- Cartão de visitas do profissional

Utensílios
- Lixas de unha
- Pincel para unha
- Espátula para empurrar a cutícula
- Conjunto de polimento (opcional)
- Palitos
- Cortador de unha (pequeno)
- Alicate de cutícula
- Afastador elétrico de cutícula
- Lixa de brilho

Procedimentos

1. Cubra a mesa de manicure com uma toalha grande, uma toalha de mão ou papel toalha.
2. Limpe suas mãos e as do cliente com antisséptico. Peça ao cliente para retirar todas as joias que possam atrapalhar o procedimento.
3. Analise cuidadosamente as mãos do cliente para:
   • Decidir sobre o formato das unhas
   • Identificar irregularidades ou desidratação da cutícula
4. Se o cliente for destro, comece o serviço de manicure pela mão esquerda.
5. Remova o esmalte com um pedaço de algodão embebido em removedor de esmalte. Comece pelo dedo mínimo da mão esquerda, trabalhando na direção do polegar. Repita o procedimento na mão direita.
6. Pressione um pedaço de algodão embebido em removedor de esmalte nas unhas para dissolver o esmalte. Esfregue até a ponta dos dedos com uma longa passada. Continue até que o esmalte seja totalmente removido das unhas.
7. Envolva o palito com um pedaço de algodão umidecido com removedor de esmalte de unhas para limpar todos os resquícios de esmalte da área da cutícula.
8. Comece a definição do formato das unhas da mão esquerda (a mão menos utilizada, se o cliente for destro).
9. Segure a mão em uma posição confortável e comece a definição do formato da unha do dedo mínimo com a lixa, finalizando na unha do polegar. Lixe longamente a partir de cada lado da unha, sempre em direção ao centro.
10. Quando o processo estiver completo, aplique o amolecedor de cutícula na área das cutículas e mergulhe os dedos no pote com água morna e solução especial.
11. Pegue a mão direita e repita o passo 9.
12. Retire a mão esquerda do pote e seque-a suavemente.
13. Pegue a mão direita e repita o passo 10.
14. Com um afastador de cutícula elétrico ou espátula, empurre a cutícula da mão molhada que acaba de ser retirada do pote. Com um alicate de cutículas, retire as peles soltas em volta da unha ou o excesso de cutícula. (Se utilizar afastador elétrico, mantenha a mão molhada.)
15. Envolva o palito com pedaço de algodão embebido em água do pote e limpe embaixo dos cantos da unha.
16. Utilize o pincel de contornos para limpar as unhas. Seque suavemente a mão. Se necessário, utilize a lixa de brilho e finalize aplicando óleo de cutícula e óleo de massagem em torno da área da cutícula.

17. Pegue a mão direita que estava de molho e seque-a suavemente.
18. Repita os passos 14-16.
19. Faça uma esfoliação nas mãos e nos braços. Aplique o esfoliante, esfregue e retire-o com algodão e água ou lave.
20. Aplique creme nas suas próprias mãos e faça massagem completa nas mãos e nos braços do cliente, subindo até o cotovelo.
21. Aplique creme hidratante adicional nas mãos, sempre observando o nível de desidratação da pele.
22. Peça para o cliente colocar uma mão em cada saco plástico.
23. Despeje 3/4 do medidor (total) de parafina (dividindo igualmente entre ambas as mãos) sobre as mãos e pulsos do cliente dentro dos sacos plásticos.
24. Com suas mãos, molde os sacos ou luvas plásticas nas mãos do cliente.
25. Envolva cada mão em uma toalha ou luva.
26. Espere 10 minutos.
27. Retire os sacos plásticos e raspe a parafina; descarte tudo no cesto de lixo.
28. Limpe as unhas com uma haste flexível embebida em removedor de esmalte e embaixo das unhas com algodão embebido em removedor de esmalte enrolado em um palito.
29. Se aplicável, peça para o cliente recolocar as joias.
30. Aplique um fortalecedor de unha, base, cor (se solicitada), base protetora e secante.
31. Dê seu cartão de visitas ao cliente. No verso do cartão, sugira o prazo para a próxima sessão e tratamentos adicionais.

Limpeza/higiene

1. Limpe e desinfete a mesa de manicure. Coloque as toalhas no cesto de toalhas sujas. Jogue no lixo os materiais utilizados, limpe com desinfetante a superfície da mesa e o pote para colocar os dedos e a prepare para o próximo cliente.
2. Lave o medidor com água e sabão, seque e guarde.
3. Desinfete todos os utensílios e coloque-os em uma estufa (calor seco) ou autoclave (vapor saturado) para a esterilização completa.

Acompanhamento

1. Preencha a ficha do cliente.
   - Data da visita
   - Produtos utilizados

- Creme hidratante/loção para as mãos
- Fortalecedor de unhas
- Cor do esmalte
- Outros comentários

2. Confira se o cliente precisa de algum produto em casa. Descubra o que ele está utilizando no momento para orientá-lo corretamente.
   - Creme hidratante/loção para as mãos
   - Fortalecedor de unha
   - Base
   - Esmalte de brilho
   - Esmalte
   - Secante
   - Óleo de cutícula

3. Fique atento e recomende outros serviços; esta prática inspira confiança no cliente por reconhecer suas necessidades específicas.
   - Pedicure
   - Tratamento facial
   - Massagem relaxante
   - Tratamento corporal
   - Tratamento Vichy para mãos e pés

Francesinha

Para uma aparência bem cuidada e sofisticada, é obrigatório que haja cuidados para as mãos sob o ponto de vista estético, bem como um serviço de manicure impecável. A francesinha dá uma aparência "natural" e moderna.

Tempo: 1 hora (aproximadamente)

Sala/área de trabalho
- Sala com iluminação suave e difusa, bem como música suave ao fundo para criar um ambiente tranquilo
- Difusor ligado com óleo essencial
- Mesa de manicure fixa com lâmpada acoplada

Equipamentos
- Carrinho auxiliar para manicure
- Cadeira para manicure com gaveteiro e bandeja acoplada
- Cadeira para o cliente
- Pote para colocar os dedos
- Porta-algodão
- Porta-hastes flexíveis
- Frasco aplicador de removedor de esmalte
- Recipiente para desinfetante
- Difusor
- Cesto para lixo
- Cesto ou gaveteiro para toalhas sujas

Materiais
- Ficha do cliente
- Desinfetante concentrado
- Papel toalha, uma toalha grande, uma toalha de mão
- Antisséptico para as mãos
- Hastes flexíveis
- Pedaços de algodão
- Removedor de esmalte
- Fortalecedor de unhas
- Base
- Esmalte de brilho
- Secante de esmalte
- Esmalte de unha (várias cores)
- Creme hidratante / loção para as mãos
- Amolecedor de cutícula
- Óleo de cutícula
- Solução para as unhas
- Kit para francesinha – esmalte branco, esmalte claro, esmalte cremoso
- Óleo essencial
- Cartão de visitas do profissional

Utensílios
- Lixas de unha
- Pincel para unha

- Palito para limpeza de unhas
- Cortador de unha (pequeno)
- Alicate de cutícula
- Espátula para cutícula
- Conjunto de polimento (opcional)
- Afastador elétrico de cutículas
- Lixa de brilho

Procedimentos

1. Cubra a mesa de manicure com uma toalha grande, uma toalha de mão e toalha de papel.
2. Limpe suas mãos e as do cliente com um antisséptico. Peça para o cliente retirar todas as joias que possam atrapalhar o procedimento.
3. Analise cuidadosamente as mãos do cliente para:
   - Decidir sobre o formato das unhas
   - Identificar irregularidades ou desidratação da cutícula
4. Se o cliente for destro, comece o serviço de manicure pela mão esquerda.
5. Remova o esmalte com um pedaço de algodão embebido em removedor de esmalte. Comece pelo dedo mínimo da mão esquerda, trabalhando na direção do polegar. Repita o processo na mão direita.
6. Pressione um pedaço de algodão embebido em removedor de esmalte nas unhas para dissolver o esmalte. Esfregue longamente para baixo até a ponta de todos os dedos. Continue até que o esmalte seja totalmente removido das unhas.
7. Envolva o palito com um pedaço de algodão e umedeça-o com removedor de esmalte para limpar todos os resquícios de esmalte da área da cutícula.
8. Comece a definição do formato das unhas da mão esquerda (a mão menos utilizada, se o cliente for destro).
9. Segure a mão em uma posição confortável e comece a definição do formato da unha do dedo mínimo com a lixa, finalizando na unha do polegar. Lixe bem a partir de cada lado da unha, sempre em direção ao centro.
10. Quando o processo estiver completo, aplique amolecedor de cutícula na área das cutículas e mergulhe os dedos no pote com água morna e solução especial.
11. Pegue a mão direita e repita o passo 9.
12. Retire a mão esquerda que estava de molho e seque-a suavemente.
13. Pegue a mão direita e repita o passo 10.

14. Com um afastador elétrico ou espátula para cutícula, empurre a cutícula da mão úmida que acaba de ser retirada do pote. Com um alicate de cutículas, retire as peles soltas em volta da unha ou o excesso de cutícula. (Se utilizar afastador elétrico, mantenha a mão molhada.)
15. Envolva o palito com algodão embebido em água do pote e limpe embaixo dos cantos da unha.
16. Utilize o pincel de contorno para limpar as unhas. Seque suavemente a mão. Se necessário, utilize a lixa de brilho e finalize aplicando óleo de cutícula e óleo de massagem em torno da área da cutícula.
17. Pegue a mão direita que estava de molho e seque-a suavemente.
18. Repita os passos 14-16.
19. Aplique creme nas suas próprias mãos e faça uma massagem completa nas mãos e nos braços do cliente, subindo até o cotovelo.
20. Limpe as unhas com hastes flexíveis embebidas em removedor de esmalte e embaixo da unha com algodão embebido em removedor de esmalte enrolado em um palito.
21. Se aplicável, peça para o cliente recolocar as joias.
22. Aplique a base.
23. Aplique o esmalte branco na ponta da unha com linhas claras e fortes.
24. Aplique o esmalte claro ou creme sobre a unha inteira.
25. Aplique o esmalte de brilho.
26. Aplique o secante de esmalte.
27. Dê seu cartão de visitas ao cliente. No verso do cartão, sugira o prazo para a próxima sessão e tratamentos adicionais.

Limpeza/higiene
1. Limpe e desinfete a mesa de manicure. Coloque as toalhas no cesto de toalhas sujas. Jogue no lixo os materiais utilizados, limpe com desinfetante a superfície da mesa e o pote para colocar os dedos e a prepare para o próximo cliente.
2. Desinfete todos os utensílios e coloque-os em uma estufa (calor seco) ou autoclave (vapor saturado) para a esterilização completa.

Acompanhamento
1. Preencha a ficha do cliente.
   - Data da visita
   - Produtos utilizados

- Creme hidratante/loção para as mãos
- Fortalecedor de unhas
- Cor do esmalte
- Outros comentários

2. Confira se o cliente precisa de algum produto de manutenção do serviço em casa. Descubra que tipos de produtos ele está utilizando no momento para orientá-lo corretamente.
   - Creme hidratante/loção para as mãos
   - Fortalecedor de unha
   - Base
   - Esmalte de brilho
   - Esmalte
   - Secante
   - Óleo de cutícula

3. Fique atento e recomende outros serviços; esta prática inspira confiança no cliente por reconhecer suas necessidades específicas.
   - Pedicure
   - Tratamento facial
   - Massagem
   - Tratamento corporal
   - Tratamento Vichy para mãos e pés

Aplicação da francesinha

Os clientes experimentam a aplicação de esmalte profissional com uma aparência "natural" e moderna.

Tempo: 15 minutos (aproximadamente)

Sala/área de trabalho
- Sala com iluminação suave e difusa, com música suave ao fundo para criar um ambiente tranquilo
- Difusor ligado com óleo essencial
- Mesa de manicure fixa com lâmpada acoplada

Equipamentos
- Carrinho auxiliar de manicure
- Cadeira para manicure com gaveteiro e bandeja acoplada
- Cadeira para o cliente
- Porta-algodão
- Porta-hastes flexíveis
- Frasco aplicador de removedor de esmalte
- Recipiente para desinfetante
- Difusor
- Cesto para lixo
- Cesto ou gaveteiro para toalhas sujas

Materiais
- Ficha do cliente
- Desinfetante concentrado
- Papel toalha, uma toalha grande, uma toalha de mão
- Antisséptico para as mãos
- Hastes flexíveis
- Pedaços de algodão
- Removedor de esmalte
- Base
- Esmalte de brilho
- Secante de esmalte
- Kit para francesinha – esmalte branco, esmalte claro, esmalte creme
- Óleo essencial
- Cartão de visitas do profissional

Utensílios
- Lixas de unha
- Palitos

Procedimentos
1. Cubra a mesa de manicure com uma toalha grande, uma toalha de mão e/ ou toalha de papel.
2. Limpe suas mãos e as do cliente com um antisséptico. Peça para o cliente retirar todas as joias que possam atrapalhar o procedimento.

3. Remova o esmalte com um pedaço de algodão embebido em removedor de esmalte.
4. Pressione um pedaço de algodão embebido em removedor de esmalte nas unhas para dissolver o esmalte. Esfregue até a ponta dos dedos com uma longa passada. Continue até que o esmalte seja removido totalmente.
5. Envolva o palito com um pedaço de algodão e umedeça-o com removedor de esmalte para limpar todos os resquícios de esmalte da área da cutícula.
6. Se aplicável, peça para o cliente recolocar as joias.
7. Aplique a base.
8. Aplique o esmalte branco na ponta da unha com linhas claras e fortes.
9. Aplique o esmalte claro ou creme sobre as unhas.
10. Aplique o esmalte de brilho.
11. Aplique o secante de esmalte.
12. Dê seu cartão de visitas ao cliente. No verso do cartão, sugira o prazo para a próxima sessão e tratamentos adicionais.

Limpeza/higiene

1. Limpe e desinfete a mesa de manicure. Coloque as toalhas no cesto de toalhas sujas. Jogue no lixo os materiais utilizados, limpe com desinfetante a superfície da mesa e o pote para colocar os dedos e a prepare para o próximo cliente.
2. Desinfete todos os utensílios e coloque-os em uma estufa (calor seco) ou autoclave (vapor saturado) para a esterilização completa.

Acompanhamento

1. Preencha a ficha do cliente.
   - Data da visita
   - Produtos utilizados
   - Creme hidratante/loção para as mãos
   - Fortalecedor de unhas
   - Cor do esmalte
   - Outros comentários
2. Confira se o cliente precisa de algum produto de manutenção do serviço em casa. Descubra que tipos de produtos ele está utilizando no momento para orientá-lo corretamente.
   - Fortalecedor de unha
   - Esmalte de brilho

- Base
- Esmalte
- Secante
- Óleo de cutícula
3. Fique atento e recomende outros serviços; esta prática inspira confiança no cliente por reconhecer suas necessidades específicas.
   - Pedicure
   - Tratamento facial
   - Massagem
   - Tratamento corporal
   - Tratamento Vichy para mãos e pés

Troca de esmalte

O cliente experimenta uma troca profissional de esmalte, com ampla variedade de cores a escolher.

Tempo: 15 minutos

Sala/área de trabalho
- Mobilidade de serviço. Usar o carrinho auxiliar e cadeira com bandeja acoplada que podem ser facilmente deslocados em direção ao cliente. Utilizar uma sala com iluminação suave e difusa e música suave ao fundo para criar um ambiente tranquilo
- Difusor ligado com óleo essencial
- Mesa de manicure fixa com lâmpada acoplada

Equipamentos
- Carrinho auxiliar para manicure
- Cadeira para manicure com gaveteiro e bandeja acoplada
- Cadeira para o cliente
- Porta-algodão
- Porta-hastes flexíveis
- Frasco aplicador de removedor de esmalte
- Recipiente para desinfetante
- Difusor

- Cesto para lixo
- Cesto ou gaveteiro para toalhas sujas

Materiais
- Ficha do cliente
- Desinfetante concentrado
- Papel toalha, uma toalha grande, uma toalha de mão
- Antisséptico para as mãos
- Hastes flexíveis
- Pedaços de algodão
- Removedor de esmalte
- Fortalecedor de unha
- Base
- Esmalte de brilho
- Secante de esmalte
- Esmalte de unha (várias cores)
- Óleo essencial
- Cartão de visitas do profissional

Utensílios
- Lixas de unha
- Palito para limpeza das unhas

Procedimentos
1. Cubra a mesa de manicure com uma toalha grande, uma toalha de mão e toalha de papel.
2. Limpe suas mãos e as do cliente com um antisséptico. Peça para o cliente retirar todas as joias que possam atrapalhar o procedimento.
3. Remova o esmalte com um pedaço de algodão embebido em removedor de esmalte de unhas.
4. Pressione um pedaço de algodão com removedor de esmalte nas unhas para remover o esmalte. Esfregue longamente para baixo até a ponta de todos os dedos. Continue até que o esmalte seja removido totalmente das unhas.
5. Se necessário, dê formato às unhas.
6. Envolva o palito com um pedaço de algodão e o umedeça com removedor de esmalte para limpar todos os resquícios de esmalte da área da cutícula.
7. Se aplicável, peça para o cliente recolocar as joias.

8. Aplique a base ou um fortalecedor de unhas.

9. Aplique o esmalte colorido.

10. Aplique o esmalte de brilho.

11. Aplique o secante de esmalte.

12. Dê seu cartão de visitas ao cliente. No verso do cartão, sugira o prazo para o próximo tratamento e tratamentos adicionais.

Limpeza/higiene

1. Limpe e desinfete a mesa de manicure. Coloque as toalhas no cesto de roupas sujas. Jogue no lixo os materiais utilizados, limpe com desinfetante a superfície da mesa e a prepare para o próximo cliente.

2. Desinfete todos os utensílios e coloque-os em uma estufa (calor seco) ou autoclave (vapor saturado) para a esterilização completa.

Acompanhamento

1. Preencha a ficha do cliente.
   - Data da visita
   - Produtos utilizados
   - Creme hidratante/loção para as mãos
   - Fortalecedor de unhas
   - Cor do esmalte
   - Outros comentários

2. Confira se o cliente precisa de algum produto de manutenção em casa. Descubra que tipos de produtos ele está utilizando no momento para orientá--lo corretamente.
   - Fortalecedor de unha
   - Base
   - Esmalte de brilho
   - Esmalte
   - Secante
   - Óleo de cutícula

3. Fique atento e recomende outros serviços; esta prática inspira confiança no cliente por reconhecer suas necessidades específicas.
   - Pedicure
   - Tratamento facial
   - Massagem relaxante
   - Tratamento corporal
   - Tratamento Vichy para mãos e pés

Capítulo 4
Pedicure

Benefícios e valores

Pedicures são profissionais que tratam dos pés e suas unhas para que tenham um aspecto bem cuidado e saudável (Figura 4-1).

- Pele dos pés macia e suave ao toque, e não seca, rachada, trincada, com coceira e avermelhada
- Redução de calos, feridas
- Redução das peles soltas em volta das unhas
- Amolecimento e limpeza da área da cutícula
- O esmalte fica por mais tempo por causa do produto utilizado
- Comprimento uniforme das unhas
- Pode aliviar a dor nos pés

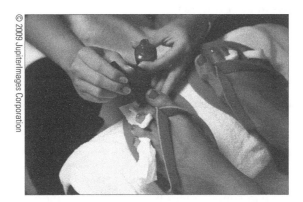

Figura 4-1 – Aplicação de esmalte nas unhas dos pés.

- Pedicure tradicional (45 minutos)

Pedicure básico para tratar as unhas e os pés (Figura 4-2).

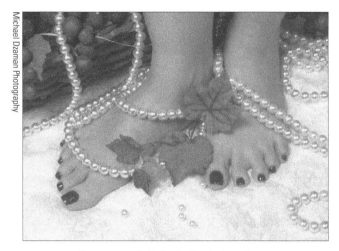

Figura 4-2 – Trabalho finalizado de pedicure.

- **Tratamento com cera de parafina (15 minutos)**

Tratamento com cera de parafina terapêutica no qual se aplica hidratante para amaciar a pele seca. O calor da parafina permite maior penetração do hidratante e pode aliviar a rigidez e a tensão nos músculos e nas articulações e aumentar a circulação sanguínea nos pés.

- **Pedicure profissional (1½ hora)**

Pedicure tradicional com os recursos adicionais de:
- Esfoliação dos pés e da parte inferior das pernas para remover células mortas da pele.
- Tratamento com cera de parafina terapêutica para pés e/ou cutículas extremamente secos e para rigidez nas articulações dos pés.

Pedicure tradicional

Pés bem cuidados não somente têm boa aparência quando se usa sandálias, mas também transmitem bem-estar. Muitos clientes têm problemas nas unhas ou nos pés, os quais podem ser tratados com eficiência pelo pedicure.

Tempo: 45 minutos

Sala/área de trabalho
- Sala com iluminação suave e difusa e música suave ao fundo para criar um ambiente tranquilo
- Difusor ligado com óleo essencial
- Bacia para pedicure
- Boa iluminação sobre a bacia de pedicure
- Verifique a temperatura ambiente para garantir conforto

Equipamentos
- Bacia para pedicure
- Mocho giratório
- Cadeira para podologia ou estética para o cliente
- Porta-algodão
- Porta-hastes flexíveis
- Frasco aplicador de removedor de esmalte
- Frasco aplicador ou borrifador de desinfetante
- Difusor
- Cesto para lixo
- Cesto ou gaveteiro para toalhas sujas

Materiais
- Ficha do cliente
- Desinfetante concentrado
- Duas toalhas grandes (na cor branca)
- Antisséptico para as mãos
- Hastes flexíveis
- Pedaços de algodão
- Removedor de esmalte
- Base, esmalte de brilho, secante
- Esmalte (várias cores)
- Loção/creme para os pés
- Amolecedor de cutículas
- Óleo para cutículas
- Solução fitoterápica
- Luvas de borracha descartáveis
- Espaçador de dedos
- Óleo essencial

- Cartão de visitas do profissional
- Chinelos descartáveis

Utensílios
- Lixas de unha
- Pincel para contorno e traços médios da unha
- Palito para limpeza das unhas
- Cortador de unhas (grande)
- Alicate de cutícula
- Espátula para empurrar a cutícula
- Afastador elétrico de cutícula
- Conjunto de polimento
- Bisturi (se permitido o uso por lei)
- Lâminas para bisturi de diversos tamanhos
- Lixa para pé
- Raspador de aço inox para limpeza

Procedimentos
1. Organize uma área para pedicure com utensílios e materiais.
2. Peça para o cliente colocar o roupão e os chinelos, se necessário.
3. Encha a bacia de pedicure com água e adicione a solução fitoterápica de acordo com as instruções do fabricante (qualidades antissépticas).
4. Lave as mãos antes de começar o trabalho de pedicure. Coloque as luvas de borracha descartáveis.
5. Analise cuidadosamente os pés do cliente quanto a:
   - Fungos
   - Calos
   - Verrugas
   - Unhas encravadas
   - Feridas
   - Quaisquer problemas na unha e no pé (você pode consultar um podólogo)
   - Observação: Se o cliente for diabético, talvez não seja recomendável um serviço de pedicure.
6. Avalie todas as áreas que precisam ser trabalhadas.
7. Remova o esmalte com um pedaço de algodão embebido com removedor de esmalte.
8. Pressione um pedaço de algodão embebido com removedor nas unhas para remover o esmalte. Continue até que todo o esmalte seja totalmente removido.

9. Envolva o palito com um pedaço de algodão e o umedeça com removedor de esmalte para limpar todos os resquícios de esmalte da área da cutícula.
10. Mergulhe os pés do cliente na solução fitoterápica por 10-15 minutos.
11. Pegue o pé direito do cliente e enxugue-o suavemente com a toalha.
12. Corte as unhas de forma reta com um cortador de unhas para evitar unhas encravadas.
13. Lixe as unhas em uma direção para remover cantos ásperos.
14. Aplique amolecedor de cutícula na área das cutículas e coloque o pé direito de volta na água para deixá-lo de molho (adicione mais água morna se necessário).
15. Pegue o pé esquerdo do cliente e enxugue-o suavemente com a toalha.
16. Repita os passos 12-14.
17. Pegue o pé direito do cliente e enxugue-o suavemente com a toalha.
18. Com um afastador de cutícula elétrico ou uma espátula, empurre a cutícula umidecida. Mantenha a área da cutícula umedecida com água e removedor de cutícula para ajudar a amolecer a pele nessa área que adere à unha.
19. O uso correto dos instrumentos e do removedor de cutícula tem por objetivo minimizar a necessidade de cortar a pele da cutícula, reduzindo o risco de infecção ou de desenvolvimento de fungos na unha.
20. Se necessário, remova a pele morta e solta com um alicate de cutícula. Lave os pés do cliente e envolva-os em uma toalha seca e limpa.
21. Pegue o pé esquerdo do cliente e repita os passos 18-20 (agora, os dois pés devem estar prontos).
22. Limpe embaixo das unhas com um raspador de aço inox para limpeza.
23. Se algum calo precisar ser removido, use um bisturi (caso seja permitido).
24. Finalize utilizando uma lixa para os pés. Lave os pés e seque-os suavemente.
25. Retire as luvas se não houver fungos (opcional – alguns preferem usá-las durante todo o procedimento[1]).
26. Aplique creme para pés e massageie a perna a partir da área do joelho, incluindo os pés, fazendo movimentos firmes, suaves e de fricção. A perna deve estar bem apoiada para evitar que ocorra tensão muscular.
27. Limpe as unhas com uma haste flexível embebida em removedor de esmalte. Remova o creme que estiver embaixo das unhas com um raspador de aço inox.

---

1. No Brasil, a Anvisa não recomenda a execução de serviços de manicure e pedicure sem a utilização de luvas (NRT).

28. Peça para o cliente colocar os chinelos descartáveis.

29. Aplique base nas unhas.

30. Aplique o esmalte colorido nas unhas, se solicitado, utilizando o espaçador de dedos.

31. Aplique o esmalte de brilho.

32. Aplique o secante de esmalte.

33. Dê seu cartão de visitas ao cliente. No verso do cartão, escreva o prazo para a próxima sessão e sugira tratamentos adicionais.

Limpeza/higiene

1. Limpe a área de pedicure para o próximo cliente.

2. Desinfete a bacia de pedicure e todos os utensílios com um desinfetante concentrado (Figura 4-3).[2]

3. Descarte a lâmina (se aplicável).[3]

Acompanhamento

1. Preencha a ficha do cliente.
   - Data da visita
   - Produtos utilizados
   - Registro de tratamentos específicos e/ou recomendações
   - Cor de esmalte
   - Outros comentários

2. Confira se o cliente precisa de algum produto de manutenção do serviço em casa. Descubra que tipos de produtos ele está utilizando no momento para orientá-lo corretamente.
   - Creme hidratante/loção para os pés
   - Fungicida (se certificado para esta recomendação)
   - Talco para os pés
   - Base
   - Esmalte de brilho
   - Esmalte
   - Secante

---

2. Utensílios como bisturis, alicates, espátulas, raspadores e afastadores de cutículas, depois de limpos e desinfetados, devem ser esterilizados em autoclave (vapor saturado) (NRT).

3. Ver Resolução da Anvisa – RDC nº 306, de 7 de dezembro de 2004, que diz que os materiais perfurocortantes devem ser descartados separadamente.

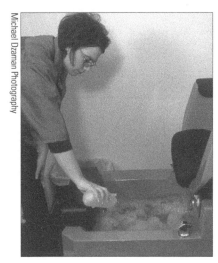

Figura 4-3 – Desinfecção da bacia de pedicure.

3. Recomende outros serviços; esta prática inspira confiança no cliente por reconhecer suas necessidades específicas.
   - Parafina
   - Reflexologia
   - Manicure
   - Massagem
   - Tratamento corporal

Terapia com cera de parafina

Um tratamento terapêutico para os pés para melhorar a textura da pele e a aparência geral. Muito eficiente para articulações rígidas.

Tempo: 15 minutos

Sala/área de trabalho
- Sala com iluminação suave e difusa, e música suave ao fundo para criar um ambiente tranquilo
- Difusor ligado com óleo essencial
- Bacia para pedicure
- Boa iluminação sobre a bacia de pedicure
- Verifique a temperatura ambiente para garantir conforto

Equipamentos
- Bacia para pedicure
- Mocho giratório
- Cadeira para podologia ou estética para o cliente
- Panela ou aquecedor para parafina
- Medidor
- Recipiente para desinfetante
- Difusor
- Cesto para lixo
- Cesto ou gaveteiro para toalhas sujas

Materiais
- Ficha do cliente
- Desinfetante concentrado
- Duas toalhas grandes (na cor branca)
- Antisséptico para as mãos
- Creme hidratante
- Cera de parafina
- Dois sacos plásticos ou luvas
- Chinelos descartáveis (opcionais)
- Luvas de borracha descartáveis
- Óleo essencial
- Cartão de visitas do profissional

Procedimentos
1. Organize uma área para pedicure com panela elétrica ou aquecedor para parafina.
2. Peça para o cliente colocar o roupão e os chinelos, se necessário.
3. Limpe suas mãos e os pés do cliente com antisséptico para mãos. Coloque as luvas de borracha.
4. Analise cuidadosamente os pés do cliente para:
   - Decidir quanto à utilização do tipo específico de hidratante
   - Identificar irregularidades ou fungos (se houver fungos, não utilize parafina).
5. Certifique-se de que a cera de parafina está na temperatura correta na panela elétrica (48°C).
6. Aplique creme hidratante em ambos os pés.
7. Peça para o cliente colocar um pé em cada saco plástico.

8. Coloque a quantidade de meio medidor de parafina sobre cada pé nos sacos plásticos.
9. Com suas mãos, molde os sacos plásticos aos pés do cliente.
10. Envolva cada pé em uma toalha ou botinha.
11. Espere 10 minutos.
12. Retire os sacos plásticos e raspe a parafina; descarte tudo no cesto de lixo.
13. Dê seu cartão de visitas ao cliente. No verso do cartão, escreva o prazo para a próxima sessão e sugira tratamentos adicionais.

Limpeza/higiene
1. Limpe e desinfete a área de pedicure. Coloque as toalhas no cesto ou gaveteiro para toalhas sujas, descarte os materiais utilizados no lixo, borrife desinfetante na superfície da mesa e prepare-a para o próximo cliente.
2. Desinfete com um desinfetante concentrado todos os utensílios, e também a bacia de pedicure, e guarde-os em local coberto.
3. Lave o medidor com água e sabão, seque e guarde.

Acompanhamento
1. Preencha a ficha do cliente.
   - Data da visita
   - Produtos utilizados
   - Outros comentários e/ou recomendações
2. Confira se o cliente precisa de algum produto de manutenção do serviço em casa. Descubra que tipos de produtos ele está utilizando no momento para orientá-lo corretamente.
   - Creme hidratante
   - Creme para os pés
   - Talco para os pés
   - Outros produtos
3. Recomende outros serviços; esta prática inspira confiança no cliente por reconhecer suas necessidades específicas.
   - Manicure
   - Pedicure
   - Reflexologia
   - Tratamento facial
   - Massagem
   - Tratamento corporal

Pedicure profissional

Pés bem cuidados não somente têm boa aparência quando se usa sandálias, mas também transmitem bem-estar. Muitos clientes têm problemas nas unhas ou nos pés, os quais podem ser tratados com eficiência pela pedicure.

Tempo: 1½ hora

Sala/área de trabalho
- Sala com iluminação suave e difusa, e música suave ao fundo para criar um ambiente tranquilo
- Difusor ligado com óleo essencial
- Bacia de pedicure
- Boa iluminação sobre a bacia de pedicure
- Verifique a temperatura ambiente para garantir conforto

Equipamentos
- Bacia de pedicure
- Mocho giratório
- Cadeira para o cliente
- Porta-algodão
- Porta-hastes flexíveis
- Frasco aplicador de removedor de esmalte
- Panela elétrica ou aquecedor para parafina
- Medidor
- Recipiente para desinfetante
- Difusor
- Cesto para lixo
- Cesto ou gaveteiro para toalhas sujas

Materiais
- Ficha do cliente
- Desinfetante concentrado
- Uma toalha de mão, três toalhas grandes (na cor branca)
- Antisséptico para as mãos
- Hastes flexíveis

- Pedaços de algodão
- Botinhas
- Removedor de esmalte
- Base, esmalte de brilho, secante
- Esmalte (várias cores)
- Loção/creme para os pés
- Amolecedor de cutícula
- Óleo para cutícula
- Solução fitoterápica
- Luvas de borracha descartáveis
- Espaçador de dedos
- Cera de parafina
- Dois sacos plásticos
- Esfoliante
- Óleo essencial
- Cartão de visitas do profissional
- Chinelos descartáveis

Utensílios
- Lixas de unha
- Pincel para unha
- Afastador de cutícula elétrico
- Lixas de brilho
- Palito para limpeza das unhas
- Cortador de unhas (grande)
- Alicate de cutícula
- Espátula para empurrar cutícula
- Bisturi (se permitido o uso por lei)
- Lâminas para bisturi de diversos tamanhos
- Lixa para pé
- Raspador de aço inox para limpeza

Procedimentos
1. Organize uma área para pedicure com utensílios e materiais.
2. Peça para o cliente colocar o roupão e os chinelos, se necessário.
3. Encha a bacia de pedicure com água e adicione a solução fitoterápica de acordo com as instruções do fabricante (qualidades antissépticas).

4. Lave as mãos antes de começar o trabalho de pedicure. Coloque as luvas de borracha descartáveis.

5. Analise cuidadosamente os pés do cliente quanto a:
   - Fungos
   - Unhas encravadas
   - Calos
   - Feridas
   - Verrugas
   - Quaisquer problemas na unha e no pé (você pode consultar um podólogo)
   - Observação: Se o cliente for diabético, talvez não seja recomendável um serviço de pedicure.

6. Avalie todas as áreas que precisam ser trabalhadas.

7. Remova o esmalte com um pedaço de algodão embebido em removedor de esmalte.

8. Pressione um pedaço de algodão embebido em removedor nas unhas para remover o esmalte. Continue até que todo o esmalte seja totalmente removido.

9. Envolva o palito com um pedaço de algodão e o umedeça com removedor de esmalte para limpar todos os resquícios de esmalte da área da cutícula.

10. Mergulhe os pés do cliente na solução fitoterápica por 10-15 minutos.

11. Pegue o pé direito do cliente e enxugue-o suavemente com a toalha.

12. Corte as unhas de forma reta com um cortador de unhas para evitar unhas encravadas.

13. Lixe as unhas em uma direção para remover cantos ásperos.

14. Aplique amolecedor de cutícula na área das cutículas e coloque o pé direito de volta na água para deixá-lo de molho (adicione mais água morna se necessário).

15. Pegue o pé esquerdo do cliente e enxugue-o suavemente com a toalha.

16. Repita os passos 12-14.

17. Pegue o pé direito do cliente e enxugue-o suavemente com a toalha.

18. Com um afastador de cutícula elétrico ou espátula, empurre a cutícula umidecida. Mantenha a área da cutícula umedecida com água e removedor de cutícula para ajudar a amolecer a pele nessa área que adere à unha.

19. O uso correto dos instrumentos e do removedor de cutícula tem por objetivo minimizar a necessidade de cortar a pele da cutícula, reduzindo o risco de infecção ou de desenvolvimento de fungos na unha.

20. Se necessário, remova a pele morta e solta com um alicate de cutícula. Lave os pés do cliente e envolva-os em uma toalha seca e limpa.

21. Pegue o pé esquerdo do cliente e repita os passos 18-20 (agora, os dois pés devem estar prontos).
22. Limpe embaixo das unhas com um raspador de aço inox.
23. Se precisar remover algum calo, utilize um bisturi (caso seja permitido).
24. Finalize utilizando lixa para os pés. Lave os pés e seque-os suavemente.
25. Retire as luvas se não houver fungos (opcional – alguns preferem usá-las durante todo o procedimento).
26. Faça a esfoliação de ambos os pés e da área das pernas abaixo do joelho. Aplique o esfoliante, esfregue e limpe ou lave.
27. Certifique-se de que a cera de parafina está na temperatura correta na panela elétrica (48 °C).
28. Peça para o cliente colocar um pé em cada saco plástico.
29. Coloque meia medida de parafina sobre cada um dos pés no saco plástico.
30. Com suas mãos, molde os sacos plásticos aos pés do cliente.
31. Envolva cada pé em uma tolha ou botinhas (opcional).
32. Espere 10 minutos.
33. Retire os sacos plásticos e raspe a parafina; descarte tudo no cesto de lixo.
34. Aplique creme para pés e massageie a perna a partir da área do joelho, incluindo os pés, fazendo movimentos firmes, suaves e de fricção. A perna deve estar bem apoiada para evitar que ocorra tensão muscular.
35. Limpe as unhas com uma haste flexível embebida em removedor de esmalte. Remova o creme que estiver embaixo das unhas com um raspador de aço inox.
36. Peça para o cliente colocar os chinelos descartáveis.
37. Aplique a base nas unhas.
38. Aplique o esmalte colorido nas unhas, se solicitado, utilizando o espaçador de dedos.
39. Aplique o esmalte de brilho.
40. Aplique o secante de esmalte.
41. Dê seu cartão de visitas ao cliente. No verso do cartão, sugira o prazo para a próxima sessão e tratamentos adicionais.

Limpeza/higiene
1. Limpe a área de pedicure para o próximo cliente.
2. Desinfete a bacia de pedicure e todos os utensílios com um desinfetante concentrado (Figura 4-3).

3. Descarte a lâmina (se aplicável).

4. Lave o medidor com água e sabão, seque e guarde.

Acompanhamento

1. Preencha a ficha do cliente.
- Data da visita
- Produtos utilizados
- Registro de tratamentos específicos e/ou recomendações
- Cor de esmalte
- Outros comentários

2. Confira se o cliente precisa de algum produto de manutenção do serviço em casa. Descubra que tipos de produtos ele está utilizando no momento para orientá-lo corretamente.
- Creme hidratante/loção para os pés
- Fungicida (se certificado para esta recomendação)
- Talco para os pés
- Base
- Esmalte de brilho
- Esmalte
- Secante

3. Recomende outros serviços; esta prática inspira confiança no cliente por reconhecer suas necessidades específicas.
- Reflexologia
- Manicure
- Tratamento facial
- Massagem
- Tratamento corporal

Capítulo 5
Depilação

Tipos de depilação

Ceras quentes (sólidas)
As ceras quentes não necessitam de papel para removê-las e podem ser encontradas em blocos, discos, bolinhas ou cordões. Devem ser dissolvidas antes de sua utilização e estão disponíveis em diferentes pontos de fusão para os diversos tipos de pele. A cera é aplicada em áreas específicas da pele, em camada grossa que endurece quando se resfria e depois é removida pela depiladora. Por ser descartada depois de aquecida, é necessário prestar atenção à quantidade a ser manipulada. Siga sempre as orientações do fabricante.

Ceras frias (em pasta)
As ceras frias, também conhecidas como depilação com folhas de papel ou *roll on*, vêm disponíveis em refil ou embalagens plásticas. Dependendo da embalagem, a cera pode ser derretida rapidamente no micro-ondas ou colocada em um aquecedor de cera ou panela para aquecimento. Uma película fina de cera é espalhada na pele e removida imediatamente com folhas prontas de papel específico, celofane ou tira de pano, antes de esfriar. Sempre leia as orientações do fabricante (Figura 5-1).

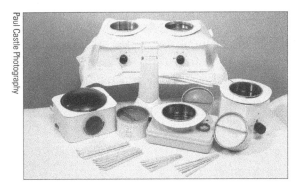

Figura 5-1 – Diferentes tipos de cera quente e aquecedores de cera.

Precauções

Para obter resultados positivos na depilação, considere os fatores envolvidos:
- Ficha de anamnese do cliente a ser preenchida e revista na sua presença
- Formulário de autorização do cliente preenchido e assinado
- Comprimento apropriado dos pelos para depilação (de 6 a 13 mm)
- Realização de prova de toque
- Técnica correta de depilação
- Materiais apropriados
- Temperatura correta da cera para depilação
- Instruções adequadas ao término do serviço, inclusive aconselhando o cliente a não fazer bronzeamento artificial dentro de 48 horas

Contraindicações

Clientes que utilizam os seguintes produtos não devem fazer depilação:
- Retin-A, Renova, hidroquinona ou produtos similares para afinamento de pele
- Medicamentos para afinamento do sangue
- Medicamentos tópicos ou orais à base de cortisona
- Accutane ou outros medicamentos para acne
- Clientes com flebite ou varizes não devem depilar as pernas.

A depilação facial não deve ser feita em clientes que apresentem quaisquer dos seguintes tratamentos ou condições:
- Pele sensível ou rosácea
- Queimadura solar
- Histórico de bolhas decorrentes de febre ou feridas provenientes do frio
- Pele com pústulas ou pápulas
- Glicólicos, salicílicos ou outras descamações químicas recentes à base de ácido
- Injeções recentes de colágeno ou botox
- Cirurgias reconstrutivas ou cosméticas
- Microdermoabrasão recente

Depilação

Benefícios/valores

A depilação é um tratamento muito popular, barato e rápido que remove pelos indesejados em pequenas ou grandes áreas do corpo. Os resultados são vistos quando o pelo cresce novamente mais fino e com textura mais lisa. Quando o pelo é removido na linha da pele ou na superfície, dentro de alguns dias é possível vê-lo novamente eriçado. Mas quando é removido por depilação com cera, cresce de novo sem ficar eriçado. Se o tratamento for feito de modo consistente e se utilizado um inibidor de pelo, ele não somente crescerá de forma mais esparsa, como algumas vezes deixará de crescer.

Depilação com cera na região facial

- Rosto inteiro, incluindo sobrancelhas (30 minutos)
- Depilação do queixo (15 minutos)
- Depilação do buço (15 minutos)
- Depilação das sobrancelhas (15 minutos)
- Bochechas (15 minutos)
- Remoção de pelos por razões estéticas
- Mudança hormonal do corpo pode estimular crescimento de pelos faciais (pílula, menopausa, estresse).
- Sobrancelhas grossas – especialmente em homens, algumas sobrancelhas crescem atravessando a área da testa, sem deixar espaço
- Pessoas que vão sair de férias querem a pele livre de pelos para tomar banho de sol

Depilação com cera na região do corpo

- Barriga (15 minutos)
- Costas ou peito (30 minutos)
- Braços (30 minutos)
- Axilas (15 minutos)
- Púbis completo (30 minutos)
- Virilha (15 minutos)
- Parte inferior e superior da perna (30 minutos)
- Depilação íntima (30 minutos)
- Remoção de pelos indesejados do corpo por razões estéticas; em certas profissões, isso é uma exigência

- Barriga, costas, peito – levantadores de peso e dançarinos precisam de pele limpa e livre de pelos
- Axilas – algumas pessoas relutam em raspar essa região; deixa um aspecto mais limpo sem pelos eriçados
- Áreas do púbis – nadadores, banhistas e dançarinos desejam uma pele limpa e livre de pelos
- Área das pernas – especialmente no verão, com o uso de vestidos e shorts sem meia-calça, as pernas se apresentam com um bom aspecto sem os pelos eriçados

Depilação com cera

Tratamento muito popular que remove os pelos indesejados em pequenas ou grandes áreas, dependendo das necessidades do cliente. O resultado é que o pelo cresce novamente, porém mais fino e com textura mais lisa.

Tempo: específico para a região facial ou corporal

Sala/área de trabalho
- Sala com iluminação suave e difusa, e música suave ao fundo para criar um ambiente tranquilo
- Difusor ligado, com óleo essencial
- Verifique a temperatura ambiente para garantir conforto

Equipamentos
- Cadeira confortável, sem descanso para os braços
- Difusor
- Recipiente para desinfetante
- Lupa de pala ou de base, que proporcione boa iluminação
- Aquecedor de recipientes com cera
- Cesto para lixo
- Cesto para roupas e toalhas sujas
- Autoclave

Materiais
- Ficha de anamnese do cliente e formulários de autorização (Figuras 5-2, 5-3 e 5-4)

- Desinfetante concentrado
- Antisséptico para as mãos
- Roupão, chinelos
- Roupa íntima descartável
- Lençol de papel hospitalar
- Duas toalhas, papel toalha
- Palitos
- Espátula de madeira ou bambu (tamanhos variados)
- Cera (quente ou fria)
- Folhas de papel prontas ou tiras de pano (tamanhos variados)
- Gaze
- Antisséptico para a pele/loção adstringente

Ficha de anamnese do cliente

Nome _____ Data ___ /___ /___

Endereço _____

Telefone   Residencial (__) _____ Trabalho (__) _____ Data de Nascimento ___ /___ /___

Você tem histórico das seguintes condições? Marque as que se aplicam.

       ❏ Problema circulatório   ❏ Diabetes   ❏ Epilepsia   ❏ Hemofilia   ❏ Herpes

Problemas de pele: ❏ Lúpus/DLE   ❏ Eczema   ❏ Seborreia   ❏ Dermatite   ❏ Psoríase

Perda de sensibilidade cutânea: local _____ Queimadura solar: local _____

Cicatriz: local _____ Verruga(s): local(is) _____

Fraturas/torções: locais _____

Varizes: local _____

Prescrição(ões) médica(s): _____

Está grávida? _____

Depilação facial

Atualmente, você está utilizando algum dos seguintes produtos para cuidados com a pele?

❏ AHA/Ácido glicólico   ❏ Retin-A/Renova   ❏ Accutane   ❏ Differin

Atualmente, você está sob algum tratamento facial/de pele? Quais? _____
_____

Observações da depiladora: _____
_____

Reconheço que, antes do serviço de depilação, é de minha exclusiva responsabilidade notificar a depiladora sobre quaisquer alterações referentes às informações citadas acima.

Assinatura: _____ Data ___ /___ /___

Pais ou responsáveis, em caso de menores de idade _____

Assinatura da depiladora _____ Data ___ /___ /___

Figura 5-2 – Ficha de registro do cliente.

Formulário de autorização para depilação facial

A depilação para remoção de pelos, particularmente no rosto, apresenta alguns riscos. Esses riscos incluem vermelhidão, machucados e elevação da pele.

Essas condições podem ser agravadas pela utilização de certos produtos farmacêuticos e cosméticos[1], particularmente os que combatem o envelhecimento e os antiacne. Exemplos disso são os retinoides, Retin-A, Renova, Accutane e alfa-hidroxiácidos (AHAs), como o ácido glicólico. A depilação facial deve ser evitada quando forem utilizados esses produtos.

Certos medicamentos de prescrição podem agredir a pele no momento da depilação, em particular os que causam fotossensibilidade (sensibilidade em relação à luz solar). Diversos antibióticos, como as tetraciclinas, e os anticoagulantes, como o Warfarin, são exemplos de medicamentos que podem facilmente causar feridas na pele.

Os clientes que estão recebendo tratamento de *peeling* estético e dermatológico também podem sofrer vermelhidão e levantamento da pele decorrente da depilação e, portanto, devem evitar a depilação enquanto estiverem sendo submetidos a tais tratamentos.

A utilização de cabines de bronzeamento também pode ser motivo de contraindicação à depilação. A depilação não deve ser feita 24 horas antes ou após o bronzeamento. Também não deve ser feita em uma área que ainda apresente eritema (vermelhidão) decorrente do bronzeamento.

Pelo fato de as áreas da farmacologia e da dermatologia estarem em constante mudança e expansão, pode haver produtos e medicamentos que causem reações negativas à depilação e que ainda não foram documentados.

Confirmação do cliente

- Li as informações deste formulário e entendi completamente as informações a mim apresentadas.
- Não utilizo os produtos que causam reação adversa à depilação.
- Não estou fazendo tratamento de pele que cause reação adversa à depilação.
- Estou ciente de que a depilação pode envolver certos riscos secundários (por exemplo, vermelhidão, sensibilidade, machucados e levantamento da pele), e assumo por completo todas as responsabilidades associadas a esses riscos.

Assinatura: _____ Data ___ /___ /___

Nome do cliente por extenso _____

Pais ou responsáveis, em caso de menores de idade _____

Assinatura da depiladora _____ Data ___ /___ /___

Nome da depiladora por extenso _____

Figura 5-3 – Formulário de autorização para depilação facial.

Formulário de autorização para depilação

Eu, _____, estou _____, não estou _____ utilizando atualmente:

_____ Retin-A

_____ Accutane

_____ quaisquer produtos à base de alfa-hidroxiácido

_____ quaisquer medicamentos como cortisona, anticoagulantes ou medicamento para diabetes

_____ Estou ciente de que, se eu utilizar quaisquer desses produtos e não informar ao meu esteticista antes da depilação, assumirei total responsabilidade quanto a quaisquer reações cutâneas.

_____ O processo de depilação foi perfeitamente explicado e tive a oportunidade de fazer perguntas e receber respostas satisfatórias.

Assinatura: _____ Data ___ /___ /___

Assinatura da depiladora _____ Data ___ /___ /___

Figura 5-4 – Exemplo de formulário de autorização.

---

1. No Brasil, os cosméticos são regulamentados pela Anvisa, órgão pertencente ao Ministério Público.

- Talco para bebê (opcional)
- Soluções pré e pós-depilação
- Inibidor de pelo
- Removedor de cera
- Óleos essenciais
- Cartão de visitas da depiladora
- Luvas descartáveis

Procedimentos: regiões faciais

Incluem:

- Rosto completo, abrangendo as sobrancelhas (30 minutos)
- Depilação do queixo (15 minutos)
- Depilação do buço (15 minutos)
- Depilação das sobrancelhas (15 minutos)
- Bochechas (15 minutos)

1. Preparação da área de trabalho.
2. Cubra a maca com lençol de papel descartável ou toalha. Para dispor de boa iluminação, coloque a lupa de pala ou de base atrás da área da cadeira, voltada para a cabeça do cliente.
3. Garanta que a cera esteja na temperatura correta e que todos os produtos estejam dispostos em área específica.
4. Peça para o cliente preencher a ficha de anamnese e assinar o formulário de autorização.
5. Deite o cliente na maca em posição confortável. Cubra a área do peito com uma toalha branca grande.
6. Limpe as mãos com antisséptico antes de começar.
7. Converse com o cliente para saber as necessidades específicas e os produtos caseiros que ele está utilizando atualmente (pele tratada com AHA é mais fina, resultando na possibilidade de rachadura no momento da remoção da cera). Pergunte ao cliente se ele tem alguma alergia e/ou problema de pele.
8. Limpe a região específica a ser depilada com gaze e antisséptico.
9. Teste a temperatura e a consistência da cera aplicando-a em uma região pequena na parte interna do pulso (Figura 5-5) (descarte a espátula no cesto para lixo).
10. Mergulhe a espátula de tamanho apropriado (dependendo da região a ser depilada) na cera líquida e raspe um lado da espátula contra o lado

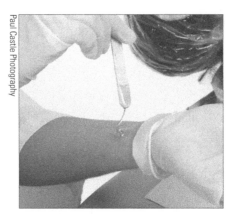

Figura 5-5 – Teste da temperatura da cera derretida.

do pote de cera ou na barra de raspagem existente em algumas panelas elétricas para derretimento cera. Este procedimento deixa a cera líquida concentrada de um lado.

Observação: nunca reutilize uma espátula ou a mergulhe novamente. Descarte e utilize uma nova espátula sempre.

11. Coloque rapidamente a espátula na pele em um ângulo de 45° (nunca de forma paralela à superfície).
12. Passe a espátula sobre a região a ser depilada na direção do crescimento dos pelos, permitindo que a cera líquida escorregue com facilidade (Figura 5-6).
13. Não aplique a cera sobre uma região maior do que possa ser coberta pela folha de papel ou tira de pano.
14. Coloque a folha de papel ou tira de pano diretamente na cera aplicada e alise com os dedos e a mão na direção do crescimento dos pelos. Isto permite que os pelos grudados na cera colem no papel ou na tira de pano (Figura 5-7).
15. Deixe um pedaço suficiente da folha de papel ou tira de pano, de modo que você possa segurá-la com os dedos.
16. Coloque seus dedos ou a mão na pele do cliente para segurá-la com firmeza.
17. Com um movimento rápido, puxe a folha ou tira na direção oposta ao crescimento dos pelos para remover a cera com os pelos aderidos a ela. Mantenha sua mão próxima à pele (Figura 5-8).
18. A folha de papel ou tira que foi utilizada para remover os pelos pode ser reutilizada antes de ser substituída.
19. Se houver qualquer resquício de cera na pele, este pode ser removido com facilidade com a mesma folha de papel ou tira de pano, pressionando-se o lado da cera sobre a cera que está na pele.

20. Quando a região estiver livre de pelos indesejados, aplique uma loção pós--depilação e um inibidor de pelos (Figura 5-9).
21. Dê seu cartão de visitas ao cliente. No verso do cartão, sugira o prazo para a próxima sessão e tratamentos adicionais.

Observação especial: Os pelos crescem em diferentes direções em algumas regiões do corpo (por exemplo, o buço é depilado separadamente em cada lado, visto que os pelos crescem em diferentes direções em cada um dos lados).

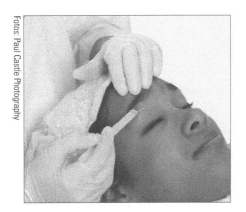

Figura 5-6 – Espalhe a cera quente sobre a pálpebra.

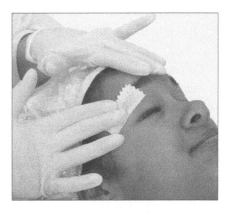

Figura 5-7 – Pressione a tira de papel ou de pano sobre a pálpebra.

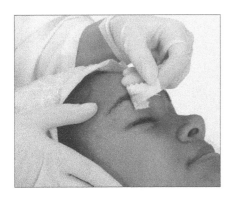

Figura 5-8 – Puxe a tira de pano ou de papel na direção oposta ao crescimento do pelo.

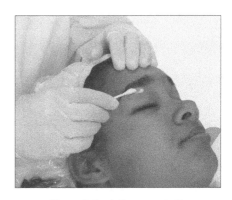

Figura 5-9 – Aplique uma loção pós-depilação.

Procedimentos: regiões do corpo
Incluem:
- Barriga (15 minutos)
- Costas ou peito (30 minutos)
- Braços (30 minutos)
- Axilas (15 minutos)
- Púbis completo (30 minutos)
- Virilha (15 minutos)
- Parte superior e inferior da perna (30 minutos)
- Toda a perna mais o púbis (1 hora)
- Depilação íntima (30 minutos)

1. Prepare a área de trabalho.
2. Peça para o cliente preencher a ficha de anamnese e assinar o formulário de autorização.
3. Leve o cliente ao vestiário e mostre-lhe a área dos armários.
4. Peça para o cliente se despir (somente as roupas relevantes para a região a ser depilada) e colocar o roupão, chinelos e roupa íntima descartável (se necessário).
5. Leve o cliente à sala preparada para o serviço de depilação.
6. Cubra a maca com lençol de papel descartável, toalha ou papel toalha. Para dispor de boa iluminação, coloque a lupa de pala ou de base atrás da área da maca, voltada para a cabeça do cliente.
7. Garanta que a cera esteja na temperatura correta e que todos os produtos estejam dispostos em área específica.

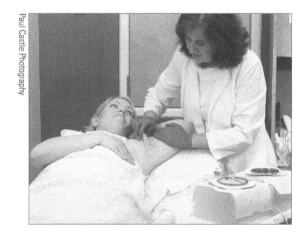

Figura 5-10 – Posição correta do cliente para depilação na axila.

8. Deite o cliente na maca em uma posição confortável (Figura 5-10). Cubra a área do peito com uma toalha branca grande, se necessário.

9. Limpe as mãos com antisséptico antes de começar a depilação.

10. Siga os procedimentos para a região facial, passos 6-20.

> *Observação especial:* Quando trabalhar em regiões grandes como braços e pernas, bata levemente, várias vezes, na região com a mão que estava segurando a pele limpa logo após puxar a tira de papel ou de pano. Este procedimento ajudará a aliviar a dor momentânea.

Depilação íntima

1. Prepare a área de trabalho.

2. Cubra a maca com lençol de papel descartável, toalha ou papel toalha. Para dispor de boa iluminação, coloque a lupa de base em uma posição adequada.

3. Peça para o cliente preencher a ficha de anamnese e assinar o formulário de autorização de depilação. Peça também que tire as roupas necessárias.

4. Garanta que a cera esteja na temperatura correta e que todos os materiais estejam dispostos em área específica.

5. Posicione a maca em um ângulo de 45°, de forma que o cliente fique semi-deitado.

6. Peça para o cliente sentar na maca e posicionar a perna direita de forma que fique esticada no lado direito da maca. O cliente então dobra o joelho esquerdo para que o pé fique próximo à região da coxa. Isto faz com que o lado esquerdo da região genital fique exposto para o procedimento de depilação.

7. Limpe as mãos com antisséptico e coloque luvas descartáveis.

8. Converse com o cliente para saber suas necessidades. Alguns clientes preferem a região pubiana totalmente livre de pelos, enquanto outros preferem deixar uma faixa vertical pequena. Sob um ponto de vista artístico, se o clitóris aparece e não há dobras, você pode manter um pouco de pelo para balancear. Entretanto, se os lábios se dobram com o clitóris, você pode remover todos os pelos pubianos.

9. Peça para o cliente segurar o lado da nádega esquerda por trás com a mão esquerda e que faça pressão. Peça que empurre suavemente a região genital com a mão direita para o lado direito.

10. Isto permite que a depiladora tenha liberdade para usar ambas as mãos na depilação.

11. Com uma tesoura, apare os pelos até um pouco mais de 1 centímetro, se necessário.
12. Limpe a região a ser depilada com uma loção pré-depilação.
13. Mergulhe a espátula de tamanho apropriado na cera líquida e raspe um lado da espátula contra a borda da panela de cera ou na barra de raspagem existente em algumas panelas próprias para derretimento da cera. Isso concentra a cera em um lado.
    Observação: Nunca reutilize uma espátula ou a mergulhe novamente na cera. Descarte-a e utilize uma nova espátula sempre.
14. Coloque rapidamente a espátula na região da pele mais próxima à parte inferior da área genital, em um ângulo de 45° (nunca de forma paralela à superfície).
15. Em regra, depile três pequenas seções na região lateral.
16. Coloque a folha de papel ou tira de pano diretamente sobre a cera e esfregue seus dedos na direção do crescimento dos pelos. Isso permitirá que os pelos grudados na cera colem na tira de pano.
17. Deixe um pedaço suficiente da folha de papel ou tira de pano, de modo que possa segurá-la com os dedos.
18. Coloque seus dedos ou a mão na pele do cliente para segurá-la com firmeza.
19. Com um movimento rápido, puxe a folha de papel ou tira de pano na direção oposta ao crescimento dos pelos para remover a cera com os pelos ali colados, deixando sua mão próxima à pele.
20. Se houver qualquer resquício de cera na pele, este pode ser removido com facilidade com a mesma tira de pano ou papel usado, pressionando-o lado da cera sobre a cera que está na pele.
21. Em direção à região pubiana, depile mais duas seções pequenas seguindo os passos 13-20.
22. Quando a região do lado esquerdo estiver livre de pelos indesejados, aplique uma loção pós-depilação.
23. Peça para o cliente mudar de posição e posicionar a perna esquerda de modo que fique esticada no lado esquerdo da maca. O cliente dobra a perna direita para que o pé fique próximo à região da coxa. Isto faz com que o lado direito da região genital fique exposto para o procedimento de depilação.
24. Peça para o cliente segurar o lado da nádega direita por trás com a mão esquerda e que faça pressão. Peça que empurre suavemente a região genital com a mão esquerda para o lado esquerdo.

25. Com uma tesoura, apare os pelos até um pouco mais de 1 centímetro, se necessário.
26. Limpe a região a ser depilada com uma loção pré-depilação.
27. Siga o procedimento dos passos 13-20.
28. Quando a região do lado direito estiver livre de pelos indesejados, aplique uma loção pós-depilação.
29. Com o cliente semideitado na mesma posição, peça-lhe para colocar ambos os pés na cama, com os joelhos dobrados e as pernas afastadas.
30. Agora, você removerá os pelos da região pubiana. Você pode depilar completamente ou deixar uma pequena faixa vertical.
31. Com uma tesoura, apare os pelos até um pouco mais de 1 centímetro.
32. Limpe a região a ser depilada com uma loção pré-depilação.
33. Peça para o cliente se levantar da maca enquanto você a ajusta para a posição horizontal.
34. Peça para o cliente deitar de bruços com as pernas afastadas ou posicionar os joelhos e mãos para que o ânus fique exposto.
35. Se necessário, apare os pelos até um pouco mais de 1 centímetro.
36. Limpe as regiões a serem depiladas com uma loção pré-depilação.
37. Siga o procedimento dos passos 13-20.
38. Quando a região estiver livre de pelos indesejados, aplique uma loção pós--depilação.
39. Deixe o cliente se vestir. Dê seu cartão de visitas e, no verso, sugira o prazo para a próxima sessão e tratamentos adicionais.

Recomenda-se que qualquer profissional interessado em fazer depilação íntima participe de um *workshop* prático e de participação ativa, e seja certificado para este trabalho. Você também pode recomendar que o cliente tome um banho antes de fazer a depilação.

Limpeza/higiene
1. Coloque as toalhas no cesto para toalhas sujas.
2. Limpe a maca borrifando desinfetante e prepare a área para o próximo cliente.
3. Limpe a área de depilação, descartando as espátulas, as folhas de papel e as tiras de pano usadas no cesto para lixo.

Acompanhamento

1. Preencha a ficha de anamnese do cliente.
   - Data da visita
   - Produtos utilizados
   - Outros comentários e/ou recomendações
2. Verifique se o cliente necessita de algum produto de manutenção do serviço em casa. Descubra que tipos de produtos ele está utilizando no momento para orientá-lo corretamente.
   - Cuidados com a pele
   - Inibidor de pelo
   - Maquiagem
3. Recomende outros serviços; esta prática inspira confiança no cliente por reconhecer suas necessidades específicas.
   - Tratamento facial
   - Tratamentos corporais
   - Massagem
   - Manicure
   - Pedicure

Capítulo 6
Tratamentos de estética facial

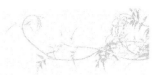

Benefícios/valores

Todos querem ter uma pele saudável, radiante, livre de manchas e com aparência jovem. Os tratamentos faciais melhoram a textura, o tônus e a elasticidade da pele. Com base em uma análise adequada, os clientes agora podem saber quais produtos deverão usar em casa para manter a pele com aparência e sensação maravilhosas.

As categorias dos tratamentos faciais dependem da linha específica de produtos utilizados no spa ou instituto de beleza.

- Tratamento facial 1 (1 hora)

Suave tratamento facial de limpeza e esfoliação que reidrata e aumenta o metabolismo celular.

- Tratamento facial 2 (80 minutos)

Intenso tratamento facial de oxigenação, que melhora a textura da pele, suaviza e ameniza as linhas. Aparência renovada da pele.

- Tratamento facial 3 (1 hora)

Limpeza facial profunda para peles oleosas e com problemas. Melhora a textura, descongestiona e reequilibra a pele.

- Tratamento facial 4 (80 minutos)

Este tratamento tem efeito enrijecedor que ameniza e relaxa as linhas de expressão.

- Tratamento facial 5 (1½ hora)

Tratamento facial com loção de limpeza e tonificante para o cliente levar para casa.

Personalize seus tratamentos faciais e crie tratamentos exclusivos que incluam serviços que atendam às especificidades de "adolescentes", "homens", "anti-idade" ou para as "costas".

Classificação dos tipos de pele

Antes de realizar qualquer tratamento facial, a pele precisa ser analisada para que você possa selecionar o tratamento adequado ao cliente e o programa correto dos cuidados que deverão ser feitos em casa (Figuras 6-1 e 6-2).

Pele normal
• Normalmente em boa condição e com quantidade equilibrada de oleosidade e água
• Normalmente sem manchas
• Pode se beneficiar com tratamentos faciais para manter a pele saudável e atraente
• Cuidados faciais preventivos

Pele seca
• Pele frequentemente seca em decorrência da inatividade das glândulas sebáceas

---

Ficha de anamnese do cliente para estética facial

Nome _____ Data da consulta _____

Endereço _____ Data de nascimento _____

Cidade _____ Estado _____ CEP _____ Profissão _____

Telefone (Residencial) _____ (Comercial) _____ Indicado por _____

_____ Contraindicações _____

Histórico médico _____

Medicação atual _____

Tratamentos anteriores _____

Produtos caseiros utilizados _____

TIPO DE PELE	Oleosa	Normal	Seca	Mista
CONDIÇÃO DA PELE	Poros obstruídos	Sensível	Desidratada	Madura

Anormalidades da pele _____

Observações _____

Figura 6-1 – Ficha de anamnese/estética facial (frente).

- Tratamentos faciais ajudam a estimular as glândulas sebáceas e normalizam a produção de gordura
- Pele desidratada pode ter quantidade adequada de oleosidade, mas ainda parece seca e escamosa por causa da falta de água
- Pode ser fina, com capilares próximos à superfície
- Tendência a apresentar traços e rugas finas
- Pode se beneficiar com tratamentos faciais para aumentar a produção de gordura e adicionar nutrientes

Pele madura

- Os processos de regeneração das células no corpo diminuem com o tempo e as células já não são substituídas tão rapidamente como quando se é jovem.
- Tratamentos que estimulam a renovação celular, oxigênio e vitamina C são eficazes
- Traços e rugas finas
- Frequentemente perde elasticidade
- Textura de pele enrugada

Pele sensível

- Pele com textura fina
- Minúsculos vasos sanguíneos próximos à superfície

Registro do tratamento para estética facial			
Data	Tipo de tratamento	Por	Produtos comprados
14/2	Limpeza, *Peeling* – Massagem relaxante	Mary	Hidratante com protetor solar
16/3	Limpeza, *Peeling* – Máscara de modelagem	Mary	Creme para pele, tonificante
5/4	Limpeza, *Peeling* – Alta frequência indireta	Mary	Hidratante, base nº 7
26/4	Limpeza, *Peeling* – Massagem – Máscara de alginato	John	
13/5	Limpeza, *Peeling* – Iontoforese – hidratação com parafina Pele demonstra melhoria acentuada.	Mary	Creme (noite) para pele seca Batom nº 43
1/6	Limpeza, *Peeling* – Massagem relaxante	Mary	Máscara para contorno dos olhos

Figura 6-2 – Ficha de anamnese/estética facial (verso).

- Sensível aos produtos
- Sensível às mudanças climáticas
- Reage com muita facilidade
- A pele fica rosada ou avermelhada e arde

Pele mista
- Áreas secas e oleosas na superfície da pele
- Às vezes a testa, a região do nariz e o queixo são oleosos (zona T).
- Podem ter outras áreas mistas (por exemplo, as bochechas são sensíveis).
- Áreas específicas para tratamento

Pele oleosa
- Poros abertos (folículos) que podem estar preenchidos com sujeira ou cravos
- Alta produção de gordura/glândulas sebáceas hiperativas
- Pele mais grossa e brilhante
- Mais propensa a manchas e espinhas
- Menos propensa a traços e rugas finas
- Pontos brancos são acúmulo de gordura abaixo da superfície da pele
- As espinhas são dutos infectados obstruídos com óleo, células mortas e sujeira
- Os cravos são terreno fértil para bactérias infecciosas e podem se tornar espinhas
- Secreção sebácea excessiva associada à obstrução do folículo pilo sebáceo
- Milia

Pele acneica
- Espinhas, pústulas e cravos
- Poros obstruídos
- Características de pele oleosa
- Acne cística severa
- Milia

Rosácea
- Oleosidade excessiva da pele
- Nariz e bochechas normalmente afetados
- O rosto tem aparência ruborizada
- Cheio de protuberâncias onde se formam pápulas e pústulas
- Congestionada

Pele manchada
- Capilares rompidos que podem ser vistos abaixo da pele
- Mais proeminente em pele fina
- Congestionada

Pele escura
- Normalmente apresenta glândulas sebáceas maiores e em maior quantidade
- A luz é refletida na pele escura e dá a impressão de que está úmida ou oleosa, quando, na verdade, pode estar com falta de água, hidratação e/ou lipídios, nutrição.
- Por causa da pigmentação escura, é difícil a visualização de manchas e cravos

Informações, definições e equipamentos

Você receberá informações especiais e definições profissionais, pois os procedimentos para tratamento facial não serão especificados por produto.

Desincrustação ou Desincruste[1]
- Processo que amolece e emulsifica depósitos e cravos nos folículos
- Quando são utilizados equipamentos nos tratamentos faciais, o desincruste é feito por meio de eletroterapia aplicada com corrente galvânica
- Quando não são utilizados equipamentos nos tratamentos faciais de desincrustação, aplicam-se tiras e compressas de algodão com loção de desincrustação nas áreas oleosas e com poros abertos, cravos e espinhas
- Existem loções profissionais ou:
  - Misture uma colher de bicarbonato de sódio com uma pitada de água destilada
  - Deixe em contato com a pele de 7 a 10 minutos; faça compressas
  - Faça uma massagem quando as compressas forem removidas
  - Extração dos cravos e espinhas

---

1. Consiste na técnica que se utiliza da corrente galvânica para facilitar a retirada do excesso de secreção sebácea da superfície da pele. Geralmente, associa-se à técnica o uso de produtos/ loções com ativos à base de carbonato de sódio, salicilato de sódio ou lauril sulfato de sódio, que possuem características alcalinas (NRT).

Lupa de base (Figura 6-3)
- Um dos equipamentos ou instrumentos mais importantes
- Sua utilização garante que a pele do cliente seja completamente examinada e, ainda, uma análise bem feita, para que a pele receba o tratamento adequado ao seu tipo
- Fornece luz quando a lupa não estiver sendo utilizada
- Quando estiver sendo utilizada para análise ou extração manual, proteja os olhos do cliente com protetores especiais descartáveis

Vaporizador para estética facial (Figura 6-4)
- Outra ferramenta importante[2]
- Quando vaporizado na superfície da pele, utilize sempre água destilada
- São benefícios da névoa de vapor morno:
  – Amolece as células mortas da superfície
  – Abre os folículos para que possam ser limpos corretamente
  – O vapor penetra fundo nos folículos para amolecer depósitos de secreção sebácea, cravos e sujeira; a maquiagem fica mais fácil de remover
  – Ajuda os poros a eliminar toxinas

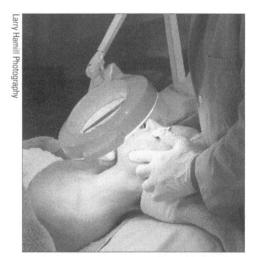

Figura 6-3 – Uma lupa de base ou de pala ajuda os esteticistas a observarem potenciais problemas da pele.

---

2. Este método é importante por propiciar emoliência à pele devido a uma elevação da temperatura local e vasodilatação periférica, que facilita a extração de pápulas, pústulas, milias e principalmente cravos (NRT).

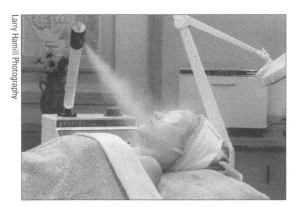

Figura 6-4 – Vaporizador facial.

- Elimina temporariamente as rugas superficiais
- Aumenta a circulação, proporcionando a dilatação dos vasos sanguíneos
- Melhora o metabolismo celular
* A vaporização é feita na pele limpa após a análise. A vaporização sobre creme de massagem não penetrará na pele, já que o creme age como uma barreira para a névoa. Alguns cremes e soros têm um peso molecular suficientemente pequeno e ingredientes específicos que possibilitam a absorção.
* A maioria dos modelos exige aproximadamente 10 minutos para que a água se aqueça e envie um fluxo de vapor. O cabeçote do vaporizador deve ser afastado do rosto do cliente até a névoa ter um fluxo regular. Se o equipamento fizer um som falho ou jorrar água, é sinal de que pode estar com excesso de água. Desligue o equipamento e retire o excesso. Certifique-se de que o nível da água não ficou baixo demais.
* O vaporizador deve estar a, aproximadamente, 40 cm do rosto do cliente, para que o vapor faça o percurso através do ar. Esta distância faz que o vapor se esfrie até a temperatura morna e adequada. A água morna evita que a pele transpire. Se a pele transpirar, a água é sugada e a desidratação aumenta.
* O reservatório e as peças de aquecimento devem ser limpos uma vez por semana. Para tanto, encha o equipamento com uma solução de água destilada e vinagre branco (1 colher de vinagre branco para 1 litro de água destilada). Deixe assim por uma noite. O reservatório é esvaziado, lavado e depois guardado até a próxima utilização.
* O método europeu de tratamento facial tem um gerador de ozônio incorporado ao cabeçote. O ozônio é uma forma de oxigênio utilizada como desinfetante.

Quando o vapor passa pelo gerador, é carregado com íons de eletricidade, transmitindo a cada gota de vapor a mesma carga elétrica. As gotas não conseguem ficar juntas, uma vez que, assim como as cargas elétricas, repelem umas às outras, mudando a consistência do vapor para uma névoa que flui sobre o rosto do cliente. Essa névoa ionizada tem ação antibacteriana, benéfica para a pele. Nunca utilize ozônio quando houver ingredientes ativos sobre a pele (o ozônio destrói as propriedades do produto).

Eletroterapia de alta frequência

- Gera uma corrente caracterizada por alta taxa de oscilação, conhecida como Corrente Tesla. Esta ação é germicida e produz calor
- Não apresenta contrações musculares decorrentes da alta taxa de oscilação
- Os efeitos fisiológicos são estimulantes
- Os eletrodos para alta frequência são feitos de vidro e em diferentes formas e tamanhos. As formas mais utilizadas são:
  – Eletrodo em forma de esfera – utilizado no rosto e pescoço em movimentos circulares
  – Eletrodo em forma de ferradura – utilizado no pescoço em aplicações de baixo para cima
  – Eletrodo em forma de bastão – utilizado sobre cosmético aplicado no rosto, em movimentos de rolagem para baixo e para a frente
  – Eletrodo indireto – mantido na mão do cliente
- Conforme a corrente energiza o eletrodo de vidro, são emitidas minúsculas partículas. Quando a corrente de alta frequência energiza os eletrodos de vidro, uma luz é acesa.
- Benefícios da alta frequência:
  – Estimula a circulação sanguínea
  – Aumenta a atividade glandular
  – Ajuda na eliminação e absorção
  – Aumenta o metabolismo
  – Durante a sua utilização ocorre ação germicida
  – Gera calor nos tecidos
  – Ajuda na penetração profunda dos produtos cosméticos na pele
- Todos os tratamentos com alta frequência começam com uma corrente moderada que pode ser aumentada gradualmente. O tratamento facial geral dura de três a cinco minutos

Aplicação da corrente direta
- O esteticista segura o eletrodo e o aplica sobre o rosto do cliente
- O eletrodo é aplicado sobre o creme de tratamento ou máscara
- Terá um efeito sedativo por causa do calor gerado no tecido facial
- Peles oleosas e com acne se beneficiam da ação germicida da corrente de alta frequência
- Coloque o dedo indicador na haste do eletrodo cada vez que ele for levantado ou colocado no rosto ou pescoço do cliente para evitar sensações desagradáveis

Aplicação da corrente indireta
- O cliente segura o eletrodo enquanto o esteticista massageia a área que está sendo tratada
- O eletrodo nunca é tocado pelo esteticista
- Para evitar choque, a corrente é aumentada após o cliente estar segurando o eletrodo com firmeza
- A corrente é diminuída antes que o eletrodo seja removido da mão do cliente
- A aplicação indireta tem efeito tônico e estimulante para a pele
- Quando utilizar alta frequência, comece com movimentos no pescoço e trabalhe em direção às mandíbulas, bochechas, queixo, nariz e testa. Sempre siga as instruções do fabricante.

Cuidado
- Todas as joias do cliente e do esteticista devem ser retiradas
- Não utilize em gestantes ou em alguém que possua metal no corpo, como marca-passos
- Nunca utilize loção com teor alcoólico

Pulverização ou Nebulização[3]
- Ajuda na limpeza completa da superfície da pele, é fria e tranquilizante, com uma fragrância agradável
- O pulverizador limpa os poros após a sucção ou compressão de cravos e espinhas
- O pulverizador lava a pele e ajuda a restaurar sua camada ácida

---

3. Esta técnica tem por objetivo realizar a pulverização de uma solução aquosa, como loções ou tônicos, com baixa pressão e jato difuso (NRT).

- A garrafa do pulverizador é preenchida com duas partes de água destilada e uma de adstringente ou loção para pele. O recipiente é preenchido até dois terços de sua capacidade. Os esteticistas geralmente preparam duas medidas para pulverizar: uma medida com adstringente ou loção para pele normal ou oleosa, e outra com loção moderada para pele madura, seca ou sensível.
- Sempre utilize água destilada
- O pulverizador:
  – Estimula as terminações nervosas e ativa o metabolismo celular
  – Em capilares rompidos, deve ser utilizado por períodos mais longos de tempo
  – Faz uma massagem suave, excelente, que exercita e fortalece as paredes capilares, fazendo com que se expandam e se contraiam
  – É utilizado para peles desidratadas ou maduras que exigem pulverização prolongada. Dê ao cliente uma toalha para eliminar o excesso de líquido.
- O pulverizador pode ser utilizado:
  – Como segunda etapa de limpeza quando são utilizados algodão/esponjas no início do tratamento
  – Após a sucção e a compressão de cravos e espinhas
  – Após a remoção de máscaras
  – Após tratamentos novos e criativos que você desenvolver[4]

Vacuoterapia

- É útil na limpeza profunda dos poros da pele. Age como um aspirador que suga a sujeira, a gordura e outras impurezas profundamente incrustadas. O equipamento de sucção também faz uma massagem profunda e puxa o sangue para a superfície da pele, fornecendo nutrição para as células e removendo as toxinas. Quando este equipamento é utilizado, o tempo de massagem é reduzido, porque ele proporciona uma estimulação adequada da pele.
- Pode ser utilizado em todos os tipos de pele, exceto em áreas muito agredidas com rosácea ou rachaduras (capilares rompidos). Na pele oleosa, a sucção é sempre executada após a desincrustação.

---

4. Vale destacar que os efeitos fisiológicos que a pulverização promove estão relacionados com o tipo de princípio ativo contido na solução utilizada, geralmente bactericida ou fungicida, e com a temperatura e a pressão empregadas, que têm, geralmente, efeito descongestionante e estimulante da circulação sanguínea (NRT).

- A principal finalidade é puxar as impurezas e detritos dos poros e dos folículos. Não é forte o suficiente para extrair a maioria dos cravos. Após a sucção, os cravos e os depósitos são extraídos manualmente com facilidade.
- Quando se tratar de pele acneica, a sucção imediata é aplicada diretamente na deformidade, ao contrário de quando a pele não apresenta problemas.
- Alguns equipamentos têm ação pulsante e podem ser utilizados para sucção imediata. A ação pulsante é fantástica para peles com marcas de expressão e rugas. Ativa a circulação sanguínea e hidrata a superfície.
- Modelos diferentes de gabinetes têm diversos acessórios – extrator de cravos, extrator de gordura e massageador (Figura 6-5). Alguns modelos também têm o vaporizador/pulverizador.
- Quando a pele é fina, seca ou envelhecida, é utilizada uma sucção leve. No caso de peles oleosas, pode ser utilizada uma sucção mais forte. A força da sucção é testada na parte interna do braço do esteticista.
- Para preservar o equipamento após um tratamento, remova o recipiente de sucção, lave com sabão e água e coloque-o em um pote contendo desinfetante concentrado.

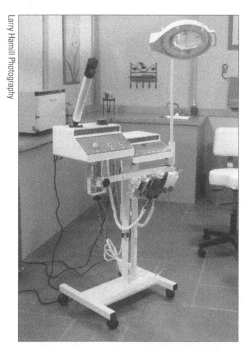

Figura 6-5 – Gabinete "cinco em um", incluindo eletrodos galvânicos.

Procedimentos para tratamentos de estética facial

Todos querem ter uma pele saudável, radiante, sem manchas e com aparência jovem. Os tratamentos faciais melhoram a textura, o tônus e a elasticidade da pele. Com base em uma análise adequada, os clientes agora podem saber quais produtos usar em casa para manter a pele com aparência e sensação maravilhosas (Figura 6-6).

Sala/área de trabalho
- Sala com iluminação suave e difusa, e música suave ao fundo para criar um ambiente tranquilo
- Difusor ligado com óleo essencial
- Luz de velas
- Verifique a temperatura ambiente para garantir conforto

Equipamentos
- Cadeira hidráulica para estética
- Lupa de base ou de pala para o esteticista
- Difusor
- Suportes para velas
- Vaporizador facial
- Gabinete de alta frequência (opcional)
- Gabinete de pulverização (opcional)
- Equipamento de eletrossucção para vacuoterapia (opcional)

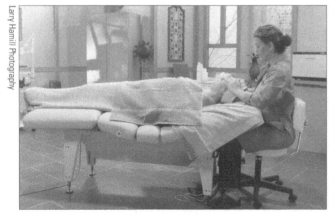

Figura 6-6 – Processo de tratamento em estética facial.

- Recipiente para desinfetante
- Potes (água)
- Manta elétrica
- Travesseiro
- Cesto para lixo
- Cesto para roupas e toalhas sujas

Materiais
- Ficha de anamnese do cliente para estética facial
- Desinfetante concentrado
- Roupão, chinelos
- Roupão/manta de estética
- Faixa para cabelo
- Toalhas, papel toalha
- Lençol descartável com elástico
- Embalagem lacrada com lençol normal esterilizado
- Embalagem lacrada com fronhas esterilizadas
- Algodão para os olhos
- Discos de algodão
- Espátulas
- Água destilada
- Água
- Mistura para desincrustação
- Tiras de algodão
- Compressas
- Loções de limpeza
- Tonificantes
- Máscaras
- Cremes hidratantes
- Cremes para os olhos
- Cremes para massagem
- Tônicos
- Soro
- Óleos essenciais
- Cartão de visitas do terapeuta
- Luvas descartáveis de borracha
- Bisturi e lâminas descartáveis

Procedimentos

1. Prepare a sala para tratamento facial, ligue o difusor e acenda as velas.
2. Cubra a cadeira hidráulica com a manta elétrica, lençol com elástico, lençol, manta, travesseiro no nível do joelho e toalha e papel toalha sob a área da cabeça. Para uma boa iluminação, posicione a luz da lupa de base atrás da área da cadeira voltada para a cabeça do cliente.
3. Ligue o vaporizador facial (são necessários 10 minutos).
4. Garanta que todos os materiais estejam preparados e à mão.
5. Leve o cliente ao vestiário e mostre-lhe a área dos armários.
6. Peça para o cliente se despir e colocar o roupão, os chinelos e a manta.
7. Leve o cliente até a sala de tratamento facial.
8. Peça-lhe para retirar o roupão, deitar-se na cadeira hidráulica, e cubra-o com cobertores. Coloque a faixa para prender os cabelos do cliente.
9. Limpe suas mãos com antisséptico.
10. Limpe completamente o rosto do cliente com loção de limpeza, seguida de tônico suave.
11. Analise a pele (utilize algodão para os olhos e a lupa); preencha o formulário de anamnese do cliente para estética facial.
12. Escolha o tratamento facial específico considerando o tipo de pele:
    - Normal
    - Seca (extremamente seca)
    - Madura
    - Acneica
    - Rosácea
    - Manchada
    - Sensível
    - Mista
    - Oleosa

Tratamento facial básico

1. Vaporize para amolecer as células mortas da pele, abrir os poros, realizar uma limpeza profunda e para fácil remoção de impurezas.
2. Aplique o creme para massagem (não um creme de penetração profunda). Não aplique na região dos olhos. Prossiga com a massagem (passo número um) que estimula a circulação sanguínea e remove algumas células mortas da pele.
3. Remova o creme para massagem com discos de algodão molhados.
4. Aplique o creme para tratamento, incluindo tratamento especial para os olhos (cubra-os com algodão úmido).
5. Faça uma massagem (passo número dois) com creme para tratamento.
6. Aplique a máscara para tratamento (Figura 6-7).
7. Remova a máscara.

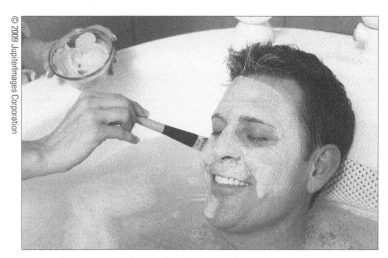

Figura 6-7 – Aplicação de máscara em cliente do sexo masculino.

8. Limpe o rosto e o pescoço do cliente com adstringente suave.
9. Aplique creme hidratante, creme para os olhos e preencha o ficha de anamnese do cliente.
10. Leve o cliente de volta ao vestiário e mostre-lhe o cesto para roupas e toalhas sujas.
11. Dê seu cartão de visitas ao cliente. No verso, sugira algum procedimento que o cliente poderá fazer em casa para a manutenção do tratamento e um prazo para a próxima sessão de tratamento facial.

Ajustes no tratamento facial básico com base em outros tipos de pele

Pele seca
- Loção de limpeza
- Tonificante
- Máscara
- Creme para os olhos
- Loção hidratante

Pele oleosa
- Loção de limpeza
- Tonificante

- Máscara
- Creme para os olhos
- Creme hidratante
- Etapa de desincrustação após a primeira massagem
- Extrações feitas após a segunda massagem

Pele mista
- Loção de limpeza
- Tonificante
- Máscara
- Creme para os olhos
- Creme hidratante
- Utilize produtos para áreas específicas: se a área for oleosa, utilize produtos específicos para este tipo de pele; e produtos específicos para as áreas secas

Pele madura
- Loção de limpeza
- Tonificante
- Máscara
- Creme para os olhos
- Creme hidratante
- Nutrientes adicionais

Pele acneica e rosácea
- Loção de limpeza
- Tonificante
- Máscara
- Creme para os olhos
- Soro/fluido de proteção
- Etapa de desincrustação de 7 a 10 minutos após vapor, depois uma massagem leve e extração dos cravos e espinhas
- Tratamento especializado de acne dependendo da linha de produto
- Às vezes, dependendo da gravidade da acne, não é feita a massagem

Pele manchada
- Loção de limpeza
- Tonificante

- Máscara
- Creme para os olhos
- Fluido de proteção
- Creme hidratante
- Sem massagem se as manchas forem severas
- Soro, tônico e loção especiais para pele manchada dependendo da linha de produto

Pele sensível
- Loção de limpeza
- Tonificante
- Máscara
- Creme para os olhos
- Creme hidratante
- Se o cliente sentir ardor no rosto, remova o produto imediatamente; monitore de perto

Limpeza/higiene

1. Limpe a cadeira hidráulica borrifando desinfetante e prepare a área para o próximo cliente.
2. Lave potes e copos de medição com sabão e água. Limpe-os com desinfetante e guarde.
3. Descarte no lixo a gaze, os discos de algodão para os olhos e as espátulas usadas.
4. Retire todos os lençóis, toalhas e mantas e leve para a lavanderia.

Acompanhamento

1. Preencha o ficha de anamnese do cliente.
   - Data da visita
   - Tratamento
   - Produtos utilizados
   - Outros comentários e/ou recomendações
   - Agendamento do próximo tratamento facial
2. Verifique se o cliente precisa de algum produto de manutenção do serviço em casa. Informe-se sobre o que ele está utilizando atualmente. Recomende uma linha de cuidados para a pele e um programa de manutenção para ser feito em casa.

- Loção de limpeza
- Tonificante
- Creme para o dia
- Creme para a noite
- Creme para os olhos

3. Recomende outros serviços; esta prática inspira confiança no cliente por reconhecer suas necessidades específicas.
   - Um tratamento facial mais avançado
   - Tratamento corporal
   - Manicure
   - Pedicure
   - Massagem
   - Hidroterapia
   - Tratatamentos Vichy

CAPÍTULO 7
Pigmentação dos cílios e sobrancelhas

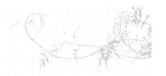

Benefícios/valores

O efeito cosmético da pigmentação das sobrancelhas e dos cílios é melhorar a aparência geral, definir ou corrigir o formato das sobrancelhas e dar ênfase aos cílios intensificando a cor.

Pigmentação das sobrancelhas (15 minutos)
- Corante vegetal colore de forma semipermanente as sobrancelhas
- Define o formato das sobrancelhas
- Técnica perfeita para sobrancelhas claras
- Quando a cor do cabelo for mudada, pode-se combiná-la com a sobrancelha (mas não clarear)
- Cobre qualquer pelo grisalho nas sobrancelhas
- Realça a expressão dos olhos e o formato do rosto
- Perfeita para clientes que não utilizam ou não podem usar lápis para sobrancelhas

Pigmentação dos cílios (20 minutos)
- Corante vegetal que colore de forma semipermanente os cílios
- Perfeito para cílios claros
- Quando a cor do cabelo for mudada, pode-se combiná-la com os cílios (mas não clarear)
- Os cílios parecem mais grossos e cheios
- Perfeita para clientes que não utilizam ou não podem usar máscara para cílios

Pigmentação das sobrancelhas

Corante vegetal colore de forma semipermanente as sobrancelhas. Escurece e define a sobrancelha e realça a expressão dos olhos e o formato do rosto.

Tempo: 15 minutos

Sala/área de trabalho
- Sala com iluminação suave e difusa, e música suave ao fundo para criar um ambiente tranquilo
- Difusor ligado com óleo essencial
- Cadeira para estética facial/corporal
- Lupa de pala ou de base que proporcione boa iluminação
- Verifique a temperatura ambiente para garantir conforto

Equipamentos
- Cadeira para estética facial/corporal
- Difusor
- Recipiente para desinfetante
- Lupa de pala ou de base que proporcione boa iluminação
- Porta-algodão
- Porta-hastes flexíveis
- Dois potes, anéis ou batoques (para tinta/para água)
- Espelho
- Cesto para lixo
- Cesto ou gaveteiro para toalhas sujas

Materiais
- Ficha de anamnese do cliente
- Desinfetante concentrado
- Antisséptico para as mãos
- Uma toalha preta, uma folha de papel toalha, duas toalhas brancas
- Gaze
- Creme protetor de pele
- Pigmento para sobrancelhas (todas as cores)
- Revelador para o pigmento
- Creme hidratante para os olhos

- Creme calmante para os olhos
- Hastes flexíveis
- Pedaços de algodão
- Óleos essenciais
- Cartão de visitas do esteticista

Utensílios
- Dermógrafo

Procedimentos
1. Peça para o cliente retirar as lentes de contato, se for o caso.
2. Cubra a cadeira de estética com uma toalha grande ou lençol hospitalar de papel. Para dispor de boa iluminação, posicione a lupa de base atrás da área da cadeira de estética com a luz voltada para a cabeça do cliente
3. Coloque a toalha preta na superfície destinada à mistura para protegê-la contra manchas de pigmento.
4. Coloque a toalha branca sobre o peito do cliente.
5. Limpe as mãos antes de começar a pigmentação das sobrancelhas.
6. Analise as sobrancelhas do cliente. Pergunte-lhe se tem alguma alergia e/ou problema de pele e determine a cor a ser utilizada com base no tom da pele, na cor dos olhos e dos cabelos.
7. Limpe a região das sobrancelhas com algodão embebido em creme hidratante para os olhos.
8. Com uma haste flexível, aplique o creme protetor em volta da sobrancelha para que a pigmentação não manche a pele do cliente.
9. Misture o pigmento para sobrancelhas. Retire uma pequena quantidade do tubo e misture em um anel ou batoque de acordo com as orientações do fabricante. (Se a cor do pigmento estiver escura quando você abrir a embalagem, remova-o e utilize o pigmento mais abaixo.)
10. Aplique o pigmento para sobrancelha começando no centro de cada uma e trabalhando de dentro para fora.
11. Aguarde o tempo de pausa da pigmentação das sobrancelhas; leve em consideração a nuance da cor desejada, a porosidade dos fios e a cor natural das sobrancelhas (de 30 segundos a 5 minutos).
12. Com uma gaze molhada, remova o pigmento.
13. Aplique uma fina camada de creme hidratante para os olhos em volta das sobrancelhas.

14. Ofereça um espelho de mão para que o cliente aprove o serviço.

15. Dê-lhe seu cartão de visitas. No verso do cartão, sugira o prazo para a próxima sessão e os produtos necessários.

Limpeza/higiene

1. Limpe a cadeira de estética com desinfetante e prepare a área para o próximo cliente.

2. Lave os potes, anéis ou batoques com sabão, água e desinfetante.

3. Desinfete todos os utensílios.

Acompanhamento

1. Preencha a ficha de anamnese do cliente
   • Data da visita
   • Produtos utilizados
   • Outros comentários e/ou recomendações

2. Verifique se o cliente precisa de algum produto para fazer a manutenção do serviço em casa. Descubra que tipos de produtos ele está utilizando no momento para orientá-lo corretamente.
   • Cuidados com a pele

3. Recomende outros serviços; esta prática inspira confiança no cliente por reconhecer suas necessidades específicas.
   • Pigmentação dos cílios
   • Tratamento facial
   • Depilação
   • Manicure
   • Pedicure
   • Massagem
   • Tratamento corporal

Pigmentação dos cílios

Corante vegetal que colore de forma semipermanente os cílios. Escurece-os para que pareçam mais volumosos e grossos, sem ou com pouca necessidade de máscara para cílios.

Tempo: 20 minutos

Sala/área de trabalho
- Sala com iluminação suave e difusa, e música suave ao fundo para criar um ambiente tranquilo
- Difusor ligado com óleo essencial
- Cadeira de estética facial/corporal
- Lupa de pala ou de base que proporcione boa iluminação
- Verifique a temperatura ambiente para garantir conforto

Equipamentos
- Cadeira para estética facial/corporal
- Difusor
- Recipiente para desinfetante
- Lupa de pala ou de base que proporcione boa iluminação
- Porta-algodão
- Porta-hastes flexíveis
- Dois potes, anéis ou batoques (para tinta/para água)
- Espelho
- Cesto para lixo
- Cesto ou gaveteiro para roupas/toalhas sujas

Materiais
- Ficha de anamnese do cliente
- Desinfetante concentrado
- Antisséptico para as mãos
- Uma toalha preta, uma folha de papel toalha, duas toalhas brancas
- Gaze
- Protetor descartável para os olhos
- Creme protetor de pele
- Pigmento para cílios (todas as cores)
- Revelador para pigmento
- Creme hidratante para os olhos
- Creme calmante para os olhos
- Tônico (suave para peles sensíveis)
- Hastes flexíveis
- Pedaços de algodão
- Óleos essenciais
- Cartão de visitas do esteticista

Utensílios

- Pincel para aplicação
- Dermógrafo

Procedimentos

1. Peça para o cliente retirar as lentes de contato, se for o caso.
2. Cubra a cadeira de estética com uma toalha grande ou lençol hospitalar de papel. Para dispor de boa iluminação, posicione a lupa de pala ou de base atrás da área da cadeira de estética com a luz voltada para a cabeça do cliente.
3. Coloque a toalha preta na superfície de mistura para protegê-la contra manchas de pigmentos.
4. Coloque a toalha branca sobre o peito do cliente.
5. Limpe as mãos antes de começar a pigmentação dos cílios.
6. Analise os cílios do cliente. Pergunte-lhe se tem alguma alergia e/ou problema de pele e determine a cor a ser utilizada com base no tom da pele, na cor dos olhos e dos cabelos.
7. Limpe os cílios com gaze embebida em creme hidratante para olhos a fim de remover máscara para cílios, resíduos e óleos.
8. Com uma haste flexível, aplique creme protetor de pele em volta do perímetro da região dos olhos para proteger a área, de modo que o pigmento não manche.
9. Umedeça os protetores para olhos com um tônico suave ou para peles sensíveis e aplique.
10. Misture o pigmento para cílios. Retire uma pequena quantidade do tubo e misture em um anel ou batoque de acordo com as orientações do fabricante. (Se a cor do pigmento estiver escura quando você abrir a embalagem, remova-o e utilize o pigmento mais abaixo.)
11. Oriente o cliente a fechar os olhos e peça para que evite conversar, a menos que haja uma preocupação em relação ao serviço, pois os músculos faciais podem movimentar a base dos olhos no momento da fala. O cliente não deve abrir os olhos enquanto não for autorizado.

    Opção: A pigmentação pode ser aplicada primeiramente nos cílios inferiores.
12. Coloque o pigmento no dermógrafo e aplique nos cílios, sempre de cima para baixo.
13. Aguarde o tempo de pausa da pigmentação dos cílios (aproximadamente 15 minutos) e confirme se o cliente está sentindo algo. Permaneça com o cliente até completar o serviço.

14. Remova os pigmentos dos cílios com uma gaze molhada embebida em creme hidratante para os olhos. Garanta que todos os pigmentos e cremes sejam removidos da região.
15. Aplique uma camada fina de creme calmante ou hidratante em volta da região dos olhos.
16. Ofereça um espelho de mão para que o cliente aprove o serviço.
17. Dê-lhe seu cartão de visitas. No verso do cartão, sugira o prazo para a próxima sessão e quaisquer outros produtos necessários.

Limpeza/higiene
1. Limpe a cadeira de estética borrifando desinfetante e prepare a área para o próximo cliente.
2. Lave o pote, anel ou batoque com sabão e água. Desinfete-os e guarde.
3. Jogue no lixo as hastes flexíveis utilizadas, as proteções para os olhos e a gaze.
4. Desinfete todos os utensílios.

Acompanhamento
1. Preencha a ficha de anamnese do cliente.
   • Data de visita
   • Produtos utilizados
   • Outros comentários e/ou recomendações
2. Descubra que tipos de produtos o cliente está utilizando no momento para orientá-lo corretamente.
   • Cuidados com a pele
3. Recomende outros serviços; esta prática inspira confiança no cliente por reconhecer suas necessidades específicas.
   • Pigmentação de sobrancelhas
   • Tratamento facial
   • Depilação
   • Manicure
   • Pedicure
   • Massagem
   • Tratamento corporal

CAPÍTULO 8
Maquiagem

Benefícios/valores

Todos querem ter a melhor aparência. Uma boa maquiagem destaca as características do cliente. A maquiagem é feita visando realçar as boas qualidades e atenuar alguns defeitos. As principais preocupações do maquiador são fazer com que o cliente tenha a melhor aparência, tanto de dia quanto à noite, e ser capaz de recomendar os produtos adequados para cada tipo e tom da pele de acordo com as tendências da moda.

A recomendação de produtos adequados, pincéis e cores sazonais, e a explicação de como deve ser aplicada a maquiagem e quais cores utilizar (lição de maquiagem) oferecem aos clientes um serviço valioso. Todos querem estar "na moda" e saber "o que é atual" na indústria da maquiagem.

A maquiagem, feita profissionalmente e de alta qualidade, protege a pele contra o frio, o calor e a poluição.

Aplicação da maquiagem (10 a 15 minutos)
- Realce das qualidades e redução de falhas do rosto (Figura 8-1)
- Cores adequadas de acordo com o tom de pele, roupa etc.
- Aplicações para o dia ou para a noite
- Procedimentos corretos para aplicação
- Produtos de qualidade para proteger a pele

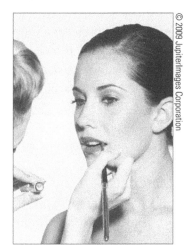

Figura 8-1 – Realce da beleza natural do cliente.

Aplicação da maquiagem

Todos querem ter uma boa aparência. Uma boa maquiagem destaca traços pessoais. A maquiagem é feita visando realçar as qualidades e atenuar alguns defeitos. É por isso que o maquiador é considerado um artista. A recomendação dos produtos para cada tipo e tom de pele, da coloração adequada, de acordo com as tendências da moda proporciona um serviço valioso aos clientes que desejam aprender o que usar para se maquiar e/ou como aplicar a maquiagem para fins profissionais (Figuras 8-2 a 8-4).

A maquiagem, feita profissionalmente e de alta qualidade, protege a pele contra o frio, o calor e a poluição.

Tempo: 10 a 15 minutos

Sala/área de trabalho
- Área específica, bem iluminada e esteticamente agradável
- Ambiente agradável, com uma área atrativa de vendas que possa ser vista pelos clientes
- Temperatura ambiente agradável

Equipamentos
- Bancada de maquiagem
- Cadeira hidráulica para o cliente
- Recipiente para desinfetante
- Espelho
- Capa para proteger a roupa
- Carrinho auxiliar ou *case* para materiais
- Paleta de inox ou acrílico para mistura de nuances
- Estojo de maquiagem
- Faixa para cabelo
- Cesto para lixo
- Cesto ou gaveteiro para toalhas e capas sujas

Materiais
- Ficha de anamnese do cliente
- Desinfetante concentrado

Ficha de anamnese do cliente para maquiagem

IMPRIMIR   Data _____

Nome _____ Sobrenome _____ Data de nascimento _____
Rua _____ Apto nº _____ Cidade _____ Estado _____ CEP _____
Telefone – Residencial (__) _____ Trabalho (__) _____ Celular (__) _____
Contato de emergência _____ Telefone (__) _____
Profissão _____
Indicado por   ❏ Amigo   ❏ Mala direta   ❏ Panfleto   ❏ Internet   ❏ Vale-brinde   ❏ Outros

1. Você já fez alguma intervenção estética profissional?   ❏ Sim   ❏ Não
2. Em caso afirmativo, o que você gostou e não gostou na sessão? _____
3. Em caso negativo, como você aprendeu a fazer maquiagem? _____
4. Quais são algumas de suas metas hoje? _____
5. Quais são as áreas especiais que o preocupam? _____
6. Você usa lentes de contato? ❏ Sim ❏ Não   Em caso afirmativo, elas são ❏ Rígidas ❏ Gelatinosas
7. Você toma alguma medicação que faça seus olhos ficarem secos ou coçarem?
    ❏ Sim   ❏ Não   Em caso afirmativo, qual? _____
8. Atualmente, você está tomando Accutane ou já tomou no passado? ❏ Sim   ❏ Não
    Em caso afirmativo, descreva o andamento e a duração do tratamento. _____
9. Você tem algum problema de saúde que possa causar sensibilidade na pele ou na região dos olhos?
    ❏ Sim   ❏ Não   Em caso afirmativo, qual? _____
10. Você tem alguma alergia? ❏ Sim   ❏ Não   Em caso afirmativo, indique. _____
11. Você tem alguma alergia a produtos de cuidados para a pele? ❏ Sim   ❏ Não   Em caso afirmativo, qual? _____
12. Você fuma? ❏ Sim   ❏ Não
13. Quais são suas cores favoritas? _____
14. Descreva um *look* ideal para sua maquiagem. _____

Estou ciente de que os serviços oferecidos são somente para fins educacionais. Afirmo que não tenho quaisquer alergias a produtos de maquiagem. Autorizo o maquiador a aplicar os produtos em meu rosto. Ele está livre para me informar sobre a execução da maquiagem e a aquisição de produtos de maquiagem.

Políticas do salão de beleza

1. Exigimos que o cancelamento seja feito com 24 horas de antecedência.
2. Chegue no horário marcado para as sessões.
3. Há uma cobrança de US$ 25 pelo não comparecimento.
4. A legislação de saúde não nos permite aceitar produtos devolvidos, a menos que estejam lacrados e em sua embalagem original.
5. As devoluções são feitas somente como crédito no salão. Não há reembolso em dinheiro.

Entendo completamente e estou de acordo com as políticas do salão de beleza.

Assinatura do cliente _____ Data _____

Figura 8-2 – A ficha de anamnese do cliente para maquiagem contém
informações vitais e necessárias à execução do serviço.

Estudo de caso de maquiagem

Nome: Christiana A. Data: 5 de outubro de 2002

1. Aparência geral – Rosto e roupas

❑ Jovem

❑ Jovial *Veste-se com jovialidade, usa roupas que transmitem alegria, principalmente nas cores preta e vermelha. É pequena e magra.*

❑ Meia-idade

❑ Idosa

❑ Adequação à idade *Veste-se de forma mais jovem do que as outras pessoas de sua idade; mais por causa de seu tipo de trabalho.*

❑ Grupo étnico-cultural *Hispânico/caucasiano*

❑ Tipo de trabalho *Instrutora de dança*

2. Coloração geral – Quente e fria mais especificidades

a) Cabelo: ❑ Coloração_____ ❑ Colorido intenso *Castanho-escuro com ruivo (quente)*

b) Tom da pele: ❑ Marfim/clara ☒ Marfim/fria ❑ Bege/média ❑ Oliva/quente

❑ Profunda/escura ❑ Outras variações/combinações _____

c) Cor dos olhos *Castanhos (quentes)*

d) Tom de sangue *Coral (quente)*

3. Detalhes do rosto

Formato geral do rosto ❑ Alongado ❑ Redondo ❑ Quadrado ☒ Triangular

❑ Triangular invertido ❑ Forma de diamante ❑ Oval

4. Proporção geral do rosto

Comprimento do nariz: *Delicado*

Largura dos olhos: *Olhos são próximos*

Posição dos lábios: *Delicada*

Formato dos lábios: ❑ Lábios inferiores curvados para dentro ❑ Lábios superiores curvados para fora

❑ Finos ❑ Grossos

Posição das sobrancelhas: ❑ Normal ❑ Um pouco próximas

Formato das sobrancelhas: ☒ Curvadas ❑ Retas ❑ Arqueadas ❑ Asiáticas

Formato dos olhos: ❑ Salientes ❑ Largos ☒ Estreitos ❑ Amendoados ❑ Sobrancelhas salientes

❑ Pequenos ❑ Pálpebras inclinadas para cima ❑ Pálpebras inclinadas para baixo ❑ Outro

Características gerais: ❑ Balanceada *Em geral* ❑ Ponto fraco *Formato dos olhos e queixo*

❑ Destaque *Coloração geral*

Queixo: *Inclinado para dentro*

Bochechas: ☒ Elevadas ❑ Largas ❑ Outra

Condição/tipo de pele: ☒ Oleosa/mista ❑ Desidratada ❑ Perda de cor ❑ Rugas ❑ Manchada

5. Preferências de cor

Você está feliz com as cores que está utilizando agora para a maquiagem?

Adora seu batom atual e não consegue encontrar uma cor para as bochechas (ou rosada demais ou avermelhada demais); a base está próxima, mas não o suficiente.

Quais são suas cores favoritas para usar na maquiagem?

Batom vermelho, olhos neutros, delineador preto nos olhos. Adora se vestir de rosa-choque, vermelho e roxo.

Figura 8-3 – O perfil de maquiagem representa todas as etapas do serviço.

Você utiliza algum tonalizante nos cabelos?
Sim. Um à base de violeta para fazer com que os cabelos castanhos escuros fiquem um pouco mais ruivos.

Qual é a preferência de visual para hoje? ❏ Natural ☒ Dia ❏ Noite ❏ Não tem certeza

Existe alguma cor que gostaria de experimentar? *Azul-brilhante e prateada*

Existe alguma cor que realmente não goste? *Cores pastel*

Você utiliza lentes corretivas ou óculos? ❏ Lentes ❏ Óculos

Que parte do seu rosto você acha que é a mais colorida? *Olhos*

Objetivos/Observações:

1. *O foco é ajudar a criar uma nova rotina de cuidados com a pele.*
2. *Ensinar à cliente como cobrir as manchas e disfarçar as olheiras.*
3. *Fazer a análise crítica dos produtos de maquiagem atuais para adequá-los ao tipo de pele.*
4. *Mostrar opções para novos visuais que poderiam ser utilizados no trabalho de dança, apresentando um visual elegante e cheio de vida.*
5. *Precisa de ajuda para fazer os contornos leves e sombreamento, de modo a balancear suas características naturais.*
6. *Pode ser que goste de experimentar alguns dos produtos de fácil aplicação que proporcionam um visual mais natural quando ela não estiver dançando.*

Figura 8-3 – Continuação

Croqui de maquiagem do rosto

Nome _____ Data _____

Cuidados com a pele
Demaquilante _____
Loção de limpeza _____
Refrescante _____
Creme hidratante _____

Maquiagem
Base ❏ Líquida ❏ Úmida/seca
Cor _____
Corretivo _____
Pó _____
Lápis para sobrancelha _____

Sombras para os olhos
Área orbital _____
Ruga _____
Pálpebra _____
Outro _____
Lápis delineador para os olhos _____
Lápis para lábios _____
Rímel _____
Batom _____

Instruções especiais
_____
_____
_____

Próxima sessão:
Dia _____ Mês _____ Ano _____

Figura 8-4 – O croqui de maquiagem é uma referência útil para o cliente se automaquiar em casa.

- Antisséptico para as mãos
- Capa para proteger a roupa
- Loção de limpeza
- Tonificante
- Creme hidratante
- Demaquilante para olhos
- Esponjas de espuma ou látex para aplicação
- Hastes flexíveis com revestimento de espuma
- Hastes flexíveis
- Pedaços de algodão
- Lenços umedecidos sem álcool para o rosto
- Espátulas
- Cartão de visitas do maquiador
- Produtos para maquiagem em uma variedade de cores da moda:
  - Bases
  - Corretivos
  - *Blushes*
  - Batons
  - Lápis para sobrancelhas
  - Sombras para os olhos
  - Delineadores para os olhos
  - Brilho labial/*gloss*
  - Delineadores labiais
  - Pós faciais iluminadores
  - Pós translúcidos
  - Máscara para cílios

Ferramentas
- Pincéis para maquiagem
- Pincel para pó
- Pincel para *blush*
- Pincel para contornos
- Pincel para sombra
- Pincel delineador
- Pincel para cílios
- Pincel para sobrancelhas
- Pincel para lábios

- Aplicadores de sombra
- Aplicadores de máscara para cílios descartáveis

Procedimentos

1. Coloque a capa de proteção de roupa no cliente e a faixa para cabelo ou grampos para afastar os cabelos do rosto.
2. Limpe as mãos com antisséptico antes de começar a aplicação da maquiagem.
3. Peça para o cliente se sentar; ajuste a cadeira para proporcionar mais conforto.
4. Limpe o rosto do cliente completamente com loção de limpeza e tonificante; remova toda a maquiagem dos olhos e lábios.
5. Aplique uma pequena quantidade de creme hidratante na região do rosto e do pescoço.
6. Analise o formato do rosto do cliente; algumas vezes, os formatos do rosto são uma combinação. O objetivo é criar a ilusão de um rosto com formato oval; características bem proporcionais são consideradas ideais. Estude os formatos de rosto e pratique.
   - Oval
   - Redondo
   - Quadrado
   - Em forma de pera
   - Alongado
   - Em forma de coração
   - Em forma de diamante
7. Aplique a base com uma esponja caso utilize base líquida, ou um pincel se a base for em pó. Se necessário, misture as cores para harmonizar com o tom da pele do cliente (teste na região do maxilar – pescoço e rosto devem combinar); aplique nas pálpebras e lábios.
8. Cubra as falhas com corretivo e/ou pó para contorno até ficar bem unirformizado (para técnicas especiais utilizadas, verifique as orientações do fabricante).
9. Acerte a maquiagem com pó translúcido, utilizando pincel.
10. Aplique *blush* que coincida com o tom da pele e a cor dos lábios.
11. Aplique a sombra, verificando o formato dos olhos e a textura da pele (preste atenção às linhas) e opte por cores da moda. Atente ao modo como você está aplicando a sombra em relação ao visual que está criando.
12. Aplique o delineador – líquido, lápis, cremoso ou em pó. A aplicação dependerá do visual que você pretende criar; leve em consideração o formato dos olhos e as tendências da moda.

13. Aplique máscara para cílios utilizando aplicadores descartáveis. Aplique da raiz até a ponta dos cílios superiores; engrosse com diversas aplicações leves em vez de uma camada pesada. Aplique a máscara nos cílios inferiores.
14. Aplique delineador de lábios e batom com pincel apropriado; leve em consideração o tom da pele e as tendências da moda.
15. Aplique lápis para sobrancelhas para dar acabamento no rosto.
16. Mostre o visual para o cliente no espelho.
17. Dê-lhe seu cartão de visitas. No verso do cartão, faça a sugestão de produtos e outros serviços (Figura 8-5).

Limpeza/higiene

1. Lave e desinfete os pincéis de maquiagem com desinfetante (Figura 8-6). Seque-os e guarde cobertos.
2. Descarte os pedaços de algodão, as hastes flexíveis, as esponjas e os aplicadores descartáveis no cesto para lixo (Figura 8-7).
3. Limpe a bancada de maquiagem com desinfetante e organize a área para o próximo cliente.
4. Leve a capa protetora de roupas, a faixa para cabelos e as toalhas para a lavanderia.

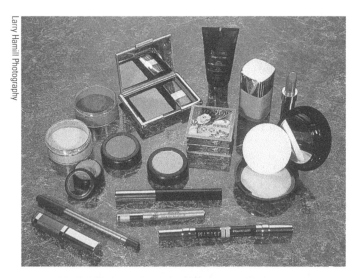

Figura 8-5 – O mercado de cosméticos disponibiliza uma ampla variedade de produtos para você e seu cliente.

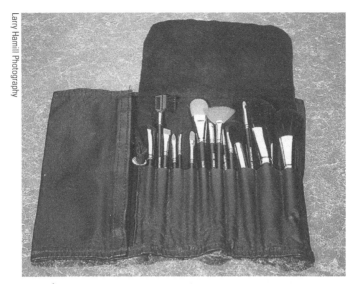

Figura 8-6 – É bom ter à mão uma ampla variedade de pincéis e oferecê-los para revenda.

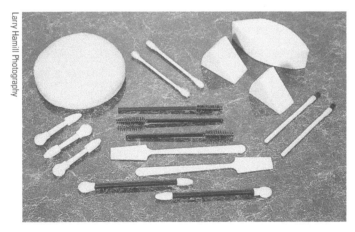

Figura 8-7 – Aplicadores descartáveis ajudam a proporcionar um ambiente higiênico para o cliente.

Acompanhamento

1. Preencha a ficha de anamnese e croqui do cliente.
   - Data de visita
   - Produtos utilizados
   - Outros comentários e/ou recomendações

2. Confirme se o cliente precisa de algum produto para automaquiagem em casa. Descubra o que ele está utilizando no momento.
   • Creme hidratante
   • Loção de limpeza
   • Tonificante
   • Base
   • Sombra
   • *Blush*
   • Delineador
   • Batom
   • Lápis para lábios
   • Brilho labial/*gloss*
   • Pincéis para maquiagem
3. Recomende outros serviços; esta prática inspira confiança no cliente por reconhecer suas necessidades específicas.
   • Tratamentos faciais
   • Tratamentos corporais
   • Pedicure
   • Manicure
   • Massagem
   • Hidroterapia
   • Tratamentos Vichy

Capítulo 9
Aromaterapia

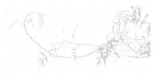

Benefícios/valores

A aromaterapia e a aromacologia baseiam-se nos princípios da *ayurveda* – encontrados nas escrituras do Oriente. Aromacologia é o estudo dos aromas, ao passo que a aromaterapia é a aplicação deste conhecimento. Muitas passagens da *Bíblia* referem-se ao incenso e à influência das fragrâncias.

Os aromaterapeutas utilizam óleos essenciais de duas maneiras: como ingredientes em forma de cremes, loções, pulverizadores, massagem e óleos de banho, ou como vapores. A aromaterapia preocupa-se com os efeitos psicológicos e fisiológicos. Relaxamento e tranquilidade são estados emocionais procurados por aqueles que almejam beleza e saúde, pois ambos são considerados necessários para se conseguir e manter a saúde e a jovialidade.

Tudo no universo é uma manifestação do *yin* e do *yang*, duas energias, ou forças, opostas que se atraem e se equilibram. É essencial manter o equilíbrio dessas energias no corpo e na mente. Por exemplo, se existe uma condição quente ou estimulante (*yang*), as propriedades de resfriamento e calmante (*yin*) podem ser utilizadas para equilibrá-la. A prática de equilíbrio, por meio da utilização dos opostos, também pode ser aplicada para o nosso próprio equilíbrio fisiológico.

Cada essência de planta e flor é dominante em um ou em outro extremo do *yin* e do *yang*, assim como as condições psicológicas da mente. Uma vez que a mensagem da essência foi enviada para o cérebro pelo sistema olfativo (cheiro), uma reação é estimulada por meio dos sistemas nervosos simpático e parassimpático, ocorrendo assim uma reação psicológica correspondente. As mensagens podem ter efeito estimulante ou calmante em uma variedade de condições e, em muitos casos, podem ter ambos os efeitos, deixando alguém alerta e calmo, equilibrando, portanto, sua atual condição.

Flores e ervas são, em especial, fontes puras e potentes de energias *yin-yang*. Uma planta em plena florescência está no ápice de seu crescimento, e a força da vida (*prana* ou *chi*), nesta etapa, está em seu estado mais ativo e potente. A força vital da planta é uma combinação única das propriedades conhecidas como essência absoluta, que dá às flores e plantas seus aromas individuais; e aromas diferentes exercem em nós efeitos diversos, tanto psico como fisiologicamente. Em seu estado mais puro, essas essências funcionam como remédios naturais, pois restabelecem o equilíbrio mental e físico.

A essência absoluta está presente na planta na forma de gases moleculares invisíveis. Na aromaterapia, as plantas são colhidas em plena florescência e submetidas a um processo de destilação especial.

Por meio da evaporação e da destilação, esta essência é extraída na forma líquida, e as propriedades naturais são obtidas em seu mais alto nível de pureza e potência.

Desta forma, a força vital da planta permanece potente mesmo após suas flores terem morrido. Esta é a razão pela qual as essências naturais têm um efeito tão revitalizante. Podemos sentir, e até mesmo ver, a energia física e mental provenientes dessas fontes puras, naturais. Na verdade, o que estamos vendo e sentindo é a força vital liberada em sua forma mais pura.

Os egípcios, que estavam entre os primeiros praticantes da aromaterapia, vaporizavam óleos florais e fitoterápicos em pequenos potes de água fervente para amolecer a pele, acalmar a mente e normalizar as funções de várias glândulas do corpo. Os textos médicos ayurvédicos especificam até os óleos que poderão ser utilizados para cada glândula. As máscaras fitoterápicas e as essências aromáticas facilitam a nutrição e a reprodução celular.

Há uma enorme diferença entre um produto puro e natural e um que tenha apenas alguns ingredientes naturais. Se somente uma pequena fração dos ingredientes do produto vier de fontes naturais, ele não é realmente natural. Para determinar quais produtos são naturais, leia a lista de ingredientes. Se o primeiro e o segundo ingredientes da lista forem provenientes de uma fonte natural e pura, o produto é verdadeiramente puro e natural. Se os ingredientes naturais aparecerem em terceiro ou quarto lugar na lista, a palavra natural foi mal utilizada.

Produtos sintéticos tendem a irritar o sistema nervoso por desarranjarem seu equilíbrio sutil. Se as essências naturais não estiverem na fórmula, esses produtos não carregam qualquer força vital; e, sem a força da vida, não há efeitos revitalizantes. Os aromas sintéticos são fabricados em laboratórios com subprodutos da gasolina. Essas essências artificiais não carregam estruturas moleculares orgânicas da natureza ou os benefícios terapêuticos dos aromas naturais (Figura 9-1).

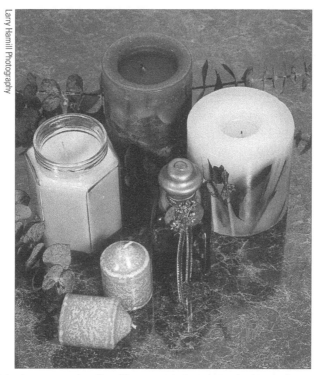

Figura 9-1 – A aromaterapia utiliza diferentes métodos para exalar fragrâncias naturais.

Fatores de segurança

As diretrizes a seguir devem sempre ser observadas quando forem utilizados óleos essenciais. Qualquer profissional que pretenda praticar a aromaterapia deve ser um aromaterapeuta licenciado.

Armazenagem

Óleos essenciais são materiais vegetais ativos, e por isso têm vida útil limitada. A regra básica e prática é que os óleos permanecerão eficientes por, no mínimo, 12 meses. Os óleos devem ser armazenados em local frio e escuro, e a tampa do frasco deve ser recolocada rápida e corretamente após sua utilização.

Mistura

Sempre dilua um óleo essencial com um óleo vegetal ou óleo para massagem. Acredita-se que os óleos vegetais ou de massagem são meios eficazes para aplicação de óleos essenciais no corpo. Eis alguns exemplos de óleos vegetais:

- Óleo de semente de uva
- Óleo de jojoba
- Óleo de amêndoas doces
- Óleo de prímula da noite
- Óleo de semente de damasco
- Óleo de girassol
- Óleo de gergelim

Uma regra básica e prática é utilizar não mais que oito gotas de óleo por vez. Uma mistura de cinco gotas para 10 ml de óleo vegetal é eficiente para a massagem. Utilize sempre de acordo com as orientações do fabricante.

Contraindicações

Tenha cuidado ao utilizar óleos essenciais, visto que alguns podem ser tóxicos se utilizados em fortes concentrações.

- Não os utilize internamente ou na pele sem que estejam diluídos.
- Mantenha os óleos longe do alcance de crianças e dos olhos.
- Não utilize óleos em caso de gravidez, epilepsia ou problemas de pressão sanguínea alta ou baixa.
- Não utilize caso o cliente tenha qualquer doença sistêmica, como câncer ou diabetes.
- Não utilize em feridas abertas, áreas de infecção ou inflamação.
- Não utilize caso o cliente tenha rosácea ou varizes.
- Interrompa de imediato a utilização caso haja quaisquer erupções cutâneas ou reações alérgicas.

Onde utilizar os óleos essenciais

- Adicionando o óleo essencial no óleo de massagem para fazer uma massagem corporal.
- Colocando-o em um difusor para aromatizar o ar.
- Ou em um vaporizador.

• Pode-se adicionar um óleo essencial para a lavagem dos pés ou em tratamento em banheira de hidroterapia.

Dados sobre aromaterapia

Categorias

Floral
• Rosa
• Lilás
• Lírio-do-vale
• Jasmim
• Magnólia

Buquê floral
• Pode ser leve ou pesado
• Combinação de aromas de forma que nenhuma flor se sobressaia

Combinações apimentadas
• Sândalo
• Pau-rosa
• Cedro

Aroma de frutas/cítrico
• Lima
• Limão
• Toranja

Remédios: somente podem ser recomendados por um aromaterapeuta licenciado

Problemas circulatórios
• Cipreste
• Limão
• Alecrim

Cansaço
• Canela
• Manjericão
• Gerânio
• Pinho

Problemas respiratórios
• Asma
  – Eucalipto   – Alecrim
  – Abeto   – Limão
  – Pinho   – Hortelã
• Bronquite
  – Eucalipto   – Hortelã
  – Abeto   – Pinho
  – Junípero   – Alecrim
  – Lavanda
  – Limão
  – Sândalo
• Tosse
  – Eucalipto   – Néroli
  – Gerânio   – Rosa

Bem-estar mental/físico: somente pode ser recomendado por um aromaterapeuta licenciado

Ansiedade
- Camomila
- Eucalipto
- Jasmim
- Néroli
- Rosa
- Ylang-ylang

Vertigem
- Hortelã
- Menta
- Alecrim

Depressão
- Camomila
- Jasmim
- Lavanda
- Manjericão
- Hortelã
- Óleo cítrico

Hipertensão
- Camomila
- Jasmim
- Lavanda
- Limão
- Hortelã
- Pinho
- Alecrim
- Ylang-ylang

Valor terapêutico quando aplicado na pele

Antisséptico
- Eucalipto
- Lavanda
- Sândalo
- Hortelã

Adstringente
- Sândalo
- Limão
- Nogueira

Estimulante
- Eucalipto
- Alecrim
- Gaultéria
- Lavanda
- Menta
- Sândalo

Calmante/tranquilizante
- Camomila
- Jasmim
- Lavanda

Qualidades das plantas

Cicatrização
- Hortelã
- Camomila
- Aloé vera
- Alecrim

Hidratante
- Flores de laranjeira
- Folhas de rosas
- Frutos da rosa
- Pétalas de rosa
- Flores de camomila

Observação: A lavanda tem qualidades *yin* e *yang* iguais.

Capítulo 10
Massoterapia

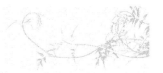

Benefícios/valores

De acordo com uma pesquisa recente, realizada pela Associação Internacional de Spas, 74% dos pesquisados afirmaram que uma massagem muscular profunda é o tratamento oferecido mais desejado por um *day spa*.

Terapias corporais e massagens, de modo geral, podem eliminar a congestão, ajudando o corpo a se livrar do estresse, e promovem equilíbrio e relaxamento.

Para vítimas de acidentes com veículos motorizados e pessoas com outros tipos de lesões, uma massagem terapêutica oferece alívio curativo, ajudando a liberar os músculos contraídos, reduzir cicatrizes e melhorar a flexibilidade. O tratamento pode ser cobrado diretamente de algumas companhias de seguro com a aprovação de um médico.

Muitos clientes recebem cobertura para tratamentos de massagem por meio do convênio médico oferecido pela empresa onde trabalham, o que torna a massagem um tratamento bastante acessível. Os clientes simplesmente pagam pelo serviço antes e recebem reembolso do convênio médico da empresa.

Alguns dos benefícios da massagem:
- Fortalece e aumenta a elasticidade dos músculos
- O toque faz bem para o emocional do cliente, pois o estímulo é prazeroso e pode aliviar a dor (endorfina)
- Eficaz contra problemas de articulação e flexibilidade
- Elimina a congestão, ajudando o corpo a se livrar do estresse; promove equilíbrio e relaxamento
- Desintoxicação de ácido lático e outras toxinas do corpo
- Relaxa o corpo
- Alivia dores e tensões musculares
- Melhora a circulação e o tônus muscular

Massagem expressa (15 minutos)
- Feita em uma cadeira de massagem
- Economiza tempo
- Direcionada a problemas específicos – pescoço, ombros, braços e costas
- Ótima para pessoas que não se sentem confortáveis com massagens no corpo todo (não é preciso se despir)

Massagem no pescoço e nas costas (30 minutos)
- Direcionada a problemas específicos – pescoço, ombros, braços e costas
- O toque faz bem para o emocional do cliente, pois o estímulo é prazeroso e pode aliviar a dor (endorfina)
- Eficaz contra problemas de articulação e flexibilidade
- Alivia dores e tensões musculares

Massagem no corpo inteiro (1 hora)
- Fortalece e aumenta a elasticidade dos músculos
- O toque faz bem para o emocional do cliente, pois o estímulo é prazeroso e pode aliviar a dor (endorfina)
- Eficaz no caso de problemas de articulação e flexibilidade
- Elimina a congestão, ajudando o corpo a se livrar do estresse; promove equilíbrio e relaxamento
- Desintoxicação de ácido lático e outras toxinas do corpo
- Relaxa o corpo
- Alivia dores e tensões musculares
- Melhora a circulação e o tônus muscular

Massagem corporal estendida (1½ hora)
- Semelhante à massagem no corpo inteiro, mas com um tempo mais longo para aqueles que quiserem um trabalho mais prolongado em áreas específicas do corpo
- Fortalece e aumenta a elasticidade dos músculos
- O toque faz bem para o emocional; o estímulo é prazeroso e pode aliviar a dor (endorfina)
- Eficaz contra problemas de articulação e flexibilidade
- Elimina a congestão, ajudando o corpo a se livrar do estresse; promove equilíbrio e relaxamento

- Desintoxicação de ácido lático e outras toxinas do corpo
- Relaxa o corpo
- Alivia dores e tensões musculares
- Melhora a circulação e o tônus muscular

Reflexologia (30 minutos)
- Massagem baseada em energia
- Manipulação dos pés
- Pressão em pontos reflexivos dos pés
- Energiza órgãos específicos
- Desintoxica o corpo e proporciona equilíbrio

Massagem expressa

Massagem rápida no pescoço e nas costas para aliviar músculos enrijecidos. Ótima para aqueles que têm ressalvas contra a massagem e a experiência do "toque". Um excelente tratamento para pessoas com pouca disponibilidade de tempo ou que visam tratar áreas específicas. Perfeita para demonstrações, *workshops* ou feiras como ferramenta educativa.

Tempo: 15 minutos (aproximadamente)

Sala/área de trabalho
- Mobilidade de serviço: é possível levar a cadeira de massagem para muitas partes, como a sala dos funcionários, o corredor, a recepção ou para a parte da frente de um *shopping*. Pode ser usado em feiras, escritórios, seminários e *workshops*, ou em sala com iluminação tênue e difusa, e música suave ao fundo para criar um ambiente tranquilo
- Cadeira de massagem
- Difusor com óleo essencial
- Temperatura ambiente agradável

Equipamentos
- Cadeira de massagem
- Mocho para o massagista (opcional)
- Difusor

- Borrifador para desinfetante
- Toalha quente/estufa de toalhas (opcional)
- Cartazes/pôsteres sobre o sistema muscular, o esqueleto, pontos de ativação em um fichário ou na parede de uma sala específica (opcional)
- Cesto para lixo
- Cesto ou gaveteiro para toalhas e roupas sujas

Materiais
- Ficha de anamnese do cliente (Figura 10–1)

NOME DO ESTABELECIMENTO _____

Nome _____ Data de nascimento (dia mês ano) _____

Endereço _____ nº _____ Telefone (__) _____

Cidade _____ Estado _____ CEP _____ Telefone do trabalho _____

Profissão _____

O que você faz na maior parte do seu tempo livre? (*hobbies*, fora do trabalho) _____
_____

Situação geral de saúde _____

Já teve alguma doença séria? _____ Em caso positivo, descreva-a _____
_____

Já fez alguma cirurgia? _____ Em caso positivo, para quê? _____
_____

Já teve algum acidente traumático ou osso quebrado? _____

Condição cardíaca _____ Pressão sanguínea _____

Está tomando alguma medicação? _____ Em caso positivo, qual? _____

Toma algum suplemento? _____ Em caso positivo, qual? _____

Usa lentes de contato? _____ Está sendo tratado por algum médico, quiropraxista ou outro
profissional? _____ Em caso positivo, qual? _____

Médicos ou quiropraxistas

Nome_____ Nome_____

Endereço _____ Endereço _____

Telefone_____ Telefone_____

Você me autoriza a contatar seu médico? _____

Por que veio procurar uma massagem? _____

Já fez massagens antes? _____ Quando? _____

Onde? _____ Por quem? _____

O que espera dessa massagem? _____

Como ficou sabendo dos nossos serviços de massagem? _____

Estou ciente de que os serviços de massagens são concebidos como um auxílio à saúde e de nenhuma maneira devem substituir o tratamento médico quando indicado. A informação fornecida durante qualquer sessão de massagem é de natureza instrutiva e tem o objetivo de tornar-me mais familiar e consciente de meu próprio estado de saúde, e deve ser usada segundo meu próprio critério.

Data _____ Sua assinatura _____

Figura 10–1 – Ficha confidencial do cliente.

- Desinfetante concentrado
- Antisséptico para as mãos
- Apoio para o rosto de pano ou descartável
- Óleo essencial
- Cartão de visitas do terapeuta

Procedimentos

1. Monte a cadeira de massagem na área especificada.
2. Peça para o cliente preencher a ficha de anamnese na área especificada (Figura 10–2).
3. Limpe as mãos com antisséptico antes de iniciar a massagem.
4. Peça para o cliente se sentar na cadeira, ajuste o equipamento para o conforto e tratamento efetivo (Figura 10–3).
5. Faça a massagem por 15 minutos (aproximadamente, dependendo do que foi acertado com o cliente).
6. Dê-lhe seu cartão de visitas. No verso do cartão, sugira uma data para a próxima sessão e ofereça outros tratamentos que complementem a massagem.

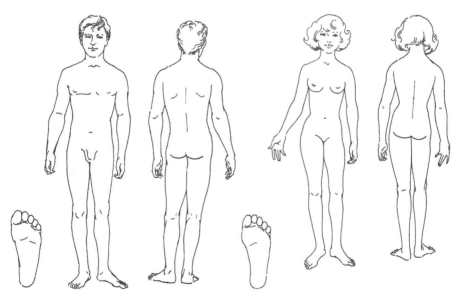

Figura 10–2 – Ficha de anamnese do cliente. Demarcar as áreas doloridas ou tensionadas, ou as regiões sensíveis e preocupantes, e descreva o que está ocorrendo.

Limpeza/higiene

1. Tire qualquer cobertura que tenha usado na cadeira de massagem e leve à lavanderia ou jogue fora, caso seja descartável.[1]
2. Limpe a cadeira de massagem com desinfetante e prepare-a para o próximo cliente.

Acompanhamento

1. Preencha a ficha de anamnese do cliente.
   - Data da visita
   - Tratamento
   - Áreas de preocupação e/ou recomendações
   - Outros comentários
2. Verifique se o cliente necessita de algum produto em casa. Informe-se sobre o que ele está utilizando atualmente.
   - Banho de argila
   - Pomada/bálsamo
   - Produtos de spa
   - Óleos essenciais
   - Cremes/loção corporal

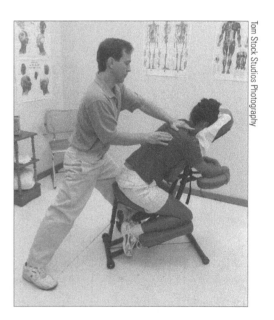

Figura 10-3 – Massagem expressa.

---

1. Toalhas, capas, roupões e lençóis devem ser lavados, esterilizados e ensacados individualmente para cada cliente (NRT).

3. Recomende outros serviços; esta prática inspira confiança no cliente por reconhecer suas necessidades específicas.
    - Massagem no corpo inteiro
    - Sauna
    - Sauna aromática
    - Hidroterapia
    - Tratamento corporal
    - Tratamentos Vichy

Massagem nas costas e no pescoço

Massagem específica na área das costas e do pescoço. Relaxa músculos tensionados e alivia dores nos ombros, pescoço e problemas nas costas ligados a estresse, LER (lesão por esforço repetitivo), uso exagerado de certos músculos, má postura e lesões (Figura 10–4).

Tempo: 30 minutos

Sala/área de trabalho
- Sala com iluminação tênue e difusa, e música suave ao fundo para criar um ambiente tranquilo
- Temperatura ambiente agradável
- Difusor ligado com óleo essencial
- Ducha/sauna/banheira de hidroterapia (opcional)

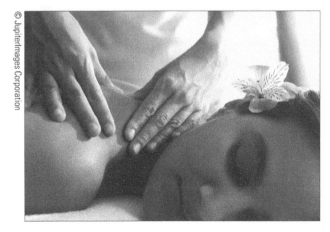

Figura 10-4 – A massagem tende a relaxar o corpo.

Equipamento

- Maca de massagem
- Mocho giratório para o massagista (opcional)
- Difusor
- Borrifador para desinfetante
- Estufa ou aquecedor elétrico para esquentar bolsas térmicas e toalhas (opcional)
- Almofadas comuns e rolo
- Cartazes/pôsteres sobre o sistema muscular, o esqueleto, os pontos de ativação (opcional)
- Cesto para lixo
- Castiçal
- Toalhas quentes/estufa ou aquecedor elétrico para toalhas (opcional)
- Bolsas térmicas (opcional)
- Cesto ou gaveteiro para toalhas e capas sujas
- Recipiente para óleo de massagem

Materiais

- Ficha de anamnese do cliente
- Desinfetante concentrado
- Antisséptico para as mãos
- Uma toalha grande
- Dois lençóis
- Uma manta
- Dois travesseiros
- Apoio para o rosto, de pano ou descartável
- Roupão e chinelos
- Óleo de base
- Bálsamo/pomada (opcional)
- Velas
- Óleo de massagem
- Óleos essenciais
- Cartão de visitas do terapeuta
- Recipiente para óleo de massagem

Procedimentos

1. Prepare a sala de massagem, com o difusor e as velas acesas; maca de massagem pronta.

2. Peça para o cliente preencher a ficha de anamnese na área especificada.
3. Leve o cliente ao vestiário e mostre-lhe a área dos armários. Peça para o cliente se despir e colocar o roupão e os chinelos. Ofereça-lhe uma sauna ou ducha de 10 minutos (aquece e relaxa o corpo, tira odores e energias negativas), ou faça esta recomendação para a próxima sessão.
4. Leve o cliente à sala de massagem.
5. Entre na sala de massagem com o cliente. Mostre-lhe onde pendurar o roupão e oriente-o a se deitar debaixo das cobertas em posição prona.
6. Saia da sala.
7. Dê um minuto ao cliente, bata à porta e pergunte se está pronto.
8. Tendo em mãos a ficha de anamnese do cliente preenchida com seu histórico, discuta o tratamento e as áreas sensíveis específicas (por exemplo: pescoço, ombros, braços, coluna torácica, lombar, epicondilite lateral – o popular "cotovelo de tenista").
9. Limpe as mãos com antisséptico antes de começar a massagem.
10. Realize a massagem por 30 minutos, usando óleo de massagem misturado ao óleo essencial, se assim desejado. Faça uma massagem individualizada para o cliente. A técnica de massagem varia (relaxamento, massagem terapêutica, drenagem linfática, massagem modeladora e escultural etc.). O mais importante para uma massagem é "consciência" e concentração do pensamento. Estabeleça um ritmo estável, pressão regulada e mantenha a postura correta. Durante a massagem, alguns clientes preferem não conversar e optam por dormir ou relaxar silenciosamente. Respeite suas necessidades pessoais de paz e silêncio; para alguns, este é um refúgio de suas vidas agitadas.
11. Após completar a massagem, deixe a sala e dê um tempo para o cliente recolocar o roupão e os chinelos.
12. Neste momento, o cliente pode querer uma imersão de hidroterapia. Recomende uma imersão específica se o tempo permitir ou sugira-a para a próxima sessão.
13. Leve o cliente novamente ao vestiário e mostre-lhe onde fica o cesto ou gaveteiro para roupas sujas.
14. Ofereça ao cliente um copo de água ou chá de ervas para beber enquanto descansa no *lounge*.
15. Dê-lhe seu cartão de visitas. No verso do cartão, sugira uma data para a próxima sessão e ofereça outros tratamentos que complementem a massagem.

Limpeza/higiene

1. Tire o lençol da maca de massagem e leve-o para a lavanderia.
2. Limpe a mesa de massagem com desinfetante e prepare a área para o próximo cliente.

Acompanhamento

1. Preencha a ficha de anamnese do cliente.
   - Data da visita
   - Tratamento
   - Áreas sensíveis e/ou recomendações
   - Outros comentários
2. Verifique se o cliente precisa de algum produto para usar em casa. Informe--se sobre o que ele está utilizando atualmente.
   - Banho de lama
   - Pomada/bálsamo
   - Cosméticos
   - Óleos essenciais
   - Cremes/loção corporal
3. Recomende outros serviço; esta prática inspira confiança no cliente por reconhecer suas necessidades específicas.
   - Sauna
   - Sauna aromática
   - Tratamentos Vichy
   - Tratamento corporal
   - Hidroterapia
   - Massagem corporal completa

Massagem corporal completa

Uma massagem no corpo inteiro relaxa e repousa o corpo, a mente e o espírito, dando a sensação de relaxamento, revigoramento e rejuvenescimento. Experimente uma massagem terapêutica ou relaxante, conforme suas necessidades individuais.

Tempo: 1 hora

Sala/área de trabalho
- Sala com iluminação tênue e difusa, e música suave ao fundo para criar um ambiente tranquilo
- Difusor ligado com óleo essencial
- Temperatura ambiente agradável
- Ducha/sauna/banheira de hidroterapia (opcional)

Equipamento
- Maca de massagem
- Mocho giratório para o massagista (opcional)
- Difusor
- Borrifador para desinfetante
- Castiçal
- Almofadas comuns e rolo
- Toalhas quentes/estufa ou aquecedor para toalhas (opcional)
- Bolsas térmicas (opcional)
- Estufa ou aquecedor elétrico para bolsas térmicas (opcional)
- Cartazes/pôsteres sobre o sistema muscular, o esqueleto, pontos de ativação (opcional)
- Cesto para lixo
- Cesto ou gaveteiro para toalhas e roupas sujas
- Recipiente para óleo de massagem

Materiais
- Ficha de anamnese do cliente
- Desinfetante concentrado
- Antisséptico para as mãos
- Uma toalha grande
- Dois lençóis
- Uma manta
- Apoio para o rosto, de pano ou descartável
- Dois travesseiros
- Roupão e chinelos
- Óleo
- Bálsamo/pomada (opcional)
- Velas

- Óleo de massagem
- Óleos essenciais
- Cartão de visitas do terapeuta

Procedimentos

1. Prepare a sala de massagem com o difusor e as velas acesas; maca de massagem pronta.
2. Peça para o cliente preencher a ficha de anamnese na área especificada.
3. Leve o cliente ao vestiário e mostre-lhe a área dos armários. Peça-lhe para se despir e colocar o roupão e os chinelos. Ofereça-lhe uma sauna ou ducha de 10 minutos (aquece e relaxa o corpo, tira odores e energias negativas) Em caso de impossibilidade de tempo do cliente, recomende-a para a próxima sessão.
4. Leve o cliente à sala de massagem.
5. Entre na sala de massagem com o cliente. Mostre-lhe onde pendurar o roupão e oriente-o a deitar-se debaixo das cobertas em posição supina ou prona (alguns massagistas acham menos intimidador pedir para o cliente se deitar em posição prona e começar pela região das costas).
6. Saia da sala.
7. Dê um minuto ao cliente, bata à porta e pergunte se está pronto.
8. Tendo em mãos a ficha de anamnese do cliente preenchida com seu histórico, discuta o tratamento e as áreas sensíveis específicas (por exemplo: pescoço, ombros, braços, coluna torácica, lombar, "cotovelo de tenista", nádegas, ciático, quadris, pernas, tornozelos e pés).
9. Limpe as mãos com antisséptico antes de começar a massagem.
10. Realize a massagem por 60 minutos, usando óleo de massagem misturado a óleo essencial, se assim desejado. Faça uma massagem individualizada para o cliente. A técnica de massagem varia (por exemplo: relaxamento, terapêutica, drenagem linfática, massagem modeladora e escultural etc.). O mais importante para uma massagem é "consciência" e concentração do pensamento. Estabeleça um ritmo estável, pressão regulada e mantenha a postura correta. Durante a massagem, alguns clientes preferem não conversar e optam por dormir ou relaxar silenciosamente. Respeite suas necessidades pessoais de paz e silêncio; para alguns, este é um refúgio de suas vidas agitadas.
11. Após completar a massagem, deixe a sala e dê algum tempo para o cliente recolocar o roupão e os chinelos.

12. Neste momento o cliente pode querer uma imersão de hidroterapia. Recomende uma imersão específica se o tempo permitir, ou sugira-a para a próxima sessão.
13. Leve o cliente novamente ao vestiário e mostre-lhe onde fica o cesto ou gaveteiro para roupas sujas.
14. Ofereça ao cliente um copo de água ou chá de ervas para beber enquanto descansa no *lounge*.
15. Dê-lhe seu cartão de visitas. No verso do cartão, sugira uma data para a próxima sessão e ofereça outros tratamentos que complementem a massagem.

Limpeza/higiene
1. Tire o lençol da maca de massagem e leve-o para a lavanderia.
2. Limpe a maca de massagem com desinfetante e prepare a área para o próximo cliente.

Acompanhamento
1. Preencha a ficha de anamnese do cliente.
   • Data da visita
   • Tratamento
   • Áreas sensíveis e/ou recomendações
   • Outros comentários
2. Verifique se o cliente precisa de algum produto para usar em casa. Informe-se sobre o que ele está utilizando atualmente.
   • Banho de argila
   • Pomada/bálsamo
   • Cosméticos variados
   • Óleos essenciais
   • Cremes/loção corporal
3. Recomende outros serviços; esta prática inspira confiança no cliente por reconhecer suas necessidades específicas.
   • Sauna
   • Sauna aromática
   • Tratamentos Vichy
   • Tratamento corporal
   • Hidroterapia

Massagem corporal estendida

Uma massagem corporal estendida relaxa e repousa o corpo, a mente e o espí-rito, dando a sensação de relaxamento, revigoramento e rejuvenescimento. A massagem corporal estendida é para clientes que querem um trabalho mais intensivo sobre partes específicas do corpo ou simplesmente para os que ado-ram a sensação e os efeitos da massagem.

Tempo: 1 hora e meia

Sala/área de trabalho
- Sala com iluminação tênue e difusa, e música suave ao fundo para criar um ambiente tranquilo
- Difusor ligado com óleo essencial
- Temperatura ambiente agradável
- Ducha/sauna/banheira de hidroterapia (opcional)

Equipamento
- Maca de massagem
- Mocho giratório para o massagista (opcional)
- Difusor
- Recipiente para desinfetante
- Castiçal
- Almofadas comuns e rolo
- Toalha quente/estufa ou aquecedor para toalhas (opcional)
- Bolsas térmicas (opcional)
- Estufa ou aquecedor para bolsas térmicas (opcional)
- Cartazes/pôsteres sobre o sistema muscular, o esqueleto, pontos de ativação (opcional)
- Cesto para lixo
- Cesto ou gaveteiro para toalhas e roupas sujas
- Recipiente para óleo de massagem

Materiais
- Ficha de anamnese do cliente
- Desinfetante concentrado
- Antisséptico para as mãos

- Uma toalha grande
- Dois lençóis
- Uma manta
- Dois travesseiros
- Apoio para o rosto, de pano ou descartável
- Roupão e chinelos
- Bolsas térmicas (opcional)
- Óleo
- Bálsamo/pomada (opcional)
- Velas
- Óleo de massagem
- Óleos essenciais
- Cartão de visitas do terapeuta

Procedimentos

1. Prepare a sala de massagem com o difusor e as velas acesas; maca de massagem pronta.
2. Peça para o cliente preencher a ficha de anamnese na área especificada.
3. Leve o cliente ao vestiário e mostre-lhe a área dos armários. Peça-lhe para se despir e colocar o roupão e os chinelos. Ofereça-lhe uma sauna ou ducha de 10 minutos (aquece e relaxa o corpo, tira odores e energias negativas) ou recomende-a para a próxima sessão.
4. Leve o cliente à sala de massagem.
5. Entre na sala de massagem com o cliente. Mostre-lhe onde pendurar o roupão e oriente-o a deitar-se debaixo das cobertas em posição supina ou prona (alguns massagistas acham menos intimidador pedir para o cliente se deitar em posição prona e começar pela região das costas).
6. Saia da sala.
7. Dê um minuto ao cliente, bata à porta e pergunte se está pronto.
8. Tendo em mãos a ficha de anamnese do cliente preenchida com seu histórico, discuta o tratamento e as áreas sensíveis específicas (por exemplo: pescoço, ombros, braços, coluna torácica, lombar, epicondilite ("cotovelo de tenista"), nádegas, ciático, quadris, pernas, tornozelos e pés).
9. Limpe as mãos com antisséptico antes de começar a massagem.
10. Realize a massagem por 60 minutos, usando óleo de massagem misturado a óleo essencial, se assim desejado. Faça uma massagem individualizada para o cliente. A técnica de massagem varia (massagem relaxante ou

antiestresse, terapêutica, drenagem linfática, modeladora ou escultural). O mais importante para uma massagem é "consciência" e concentração do pensamento. Estabeleça um ritmo estável, pressão regulada e mantenha a postura correta. Durante a massagem, alguns clientes preferem não conversar e optam por dormir ou relaxar silenciosamente. Respeite suas necessidades pessoais de paz e silêncio; para alguns, este é um refúgio de suas vidas agitadas.

11. Após completar a massagem, deixe a sala e dê um tempo para o cliente recolocar o roupão e os chinelos.

12. Neste momento o cliente pode querer uma imersão de hidroterapia. Recomende uma imersão específica se o tempo permitir ou sugira-a para a próxima sessão.

13. Leve o cliente novamente ao vestiário e mostre-lhe onde fica o cesto para roupas sujas.

14. Ofereça ao cliente um copo de água ou chá de ervas para beber enquanto descansa no *lounge*.

15. Dê-lhe seu cartão de visitas. No verso do cartão, sugira uma data para a próxima sessão e ofereça outros tratamentos que complementem a massagem.

Limpeza/higiene

1. Tire o lençol da maca de massagem e leve-o para a lavanderia.

2. Limpe a maca de massagem com desinfetante e prepare a área para o próximo cliente.

Acompanhamento

1. Preencha a ficha de anamnese do cliente.
   - Data da visita
   - Tratamento
   - Áreas sensíveis e/ou recomendações
   - Outros comentários

2. Verifique se o cliente precisa de algum produto de manutenção do serviço em casa. Informe-se sobre o que ele está utilizando atualmente.
   - Banho de argila
   - Pomada/bálsamo
   - Cosméticos variados
   - Óleos essenciais
   - Cremes/loção corporal

3. Recomende outros serviços; esta prática inspira confiança no cliente por reconhecer suas necessidades específicas.
- Sauna
- Sauna aromática
- Tratamentos Vichy
- Tratamento corporal
- Hidroterapia

Reflexologia

A reflexologia é uma forma de massagem baseada em energia. Manipula-se sobretudo os pés e, eventualmente, também as mãos. A pressão da massagem em pontos de reflexo energiza o órgão ou a parte do corpo, desintoxicando e equilibrando e, desta maneira, melhorando suas funções.

Observação: Você precisa ser um reflexologista certificado para oferecer este serviço.

Tempo: 30 minutos

Sala/área de trabalho
- Sala com iluminação tênue e difusa, e música suave ao fundo para criar um ambiente tranquilo
- Difusor ligado com óleo essencial
- Temperatura ambiente agradável

Equipamento
- Cadeira para tratamento estético
- Mocho giratório para o esteticista
- Recipiente para desinfetante
- Difusor
- Castiçal
- Cesto para lixo
- Cesto ou gaveteiro para roupas sujas

Materiais
- Ficha de anamnese do cliente
- Roupão e chinelos
- Desinfetante concentrado
- Antisséptico para as mãos
- Uma toalha grande, papel toalha
- Creme para os pés
- Uma manta
- Velas
- Óleos essenciais
- Cartão de visitas do terapeuta

Algumas das contraindicações mais comuns incluem:

- Áreas com inchaço ou caroços
- Imunodeficiência ou doença sistêmica conhecida
- Diabetes ou outra desordem sanguínea, por conta de possíveis contusões pela pressão
- Gravidez (sabe-se que o estímulo do abdome e certas áreas ao redor dos tornozelos podem causar contrações prematuras)
- Inflamação, infecção ou ferimentos abertos
- Problemas vasculares, varizes, flebite, couperose etc.

Procedimentos
1. Prepare a sala para o tratamento de reflexologia como o faria para a massagem, com o difusor e as velas acesas; maca de massagem pronta. Peça para o cliente preencher a ficha de anamnese.
2. Cubra a maca de massagem com uma toalha branca grande coberta com lenço de papel para maca. Tenha uma manta à mão caso o cliente sinta frio.
3. Limpe as mãos com antisséptico antes de começar o tratamento e limpe também os pés do cliente.
4. Peça para o cliente se deitar na maca em posição supina para que a coluna fique a mais reta possível, mantendo os meridianos retos.
5. O pé deve estar seco, sem loções ou óleos, já que isso pode fazer com que sua mão escorregue e aplique a pressão no ponto errado. Loções e óleos também interferem na sensação da pressão, sensação esta muito importante para o tratamento de reflexologia.

6. A massagem de reflexologia sempre começa pelo pé esquerdo, que é o polo negativo, e termina no direito, o polo positivo.
7. As mãos do cliente não devem estar justapostas para evitar um "curto-circuito" no fluxo de energia.
8. Relaxe o pé esquerdo do cliente segurando-o com as duas mãos e girando-o delicadamente em ambas as direções.
9. Usando as pontas dos dedos, pressione uniformemente cada ponto de pressão, começando pelos dedos e seguindo em direção ao calcanhar (Figura 10–5).
10. Como os pontos de pressão são pequenos e têm localização precisa, não deslize os dedos sobre a pele.
11. Faça pressões breves em cada ponto.
12. Se o cliente sentir alguma dor ou ansiedade, pare a pressão imediatamente. Se estiver muito sensível, pare o tratamento.
13. Após terminar o pé esquerdo, repita o procedimento no pé direito.
14. Termine o tratamento passando um creme para os pés.
15. Ofereça ao cliente um copo de água com limão para beber enquanto descansa no *lounge*. Oriente-o a beber bastante água.
16. Dê ao cliente seu cartão de visitas. No verso do cartão, sugira uma data para a próxima sessão e ofereça outros tratamentos.

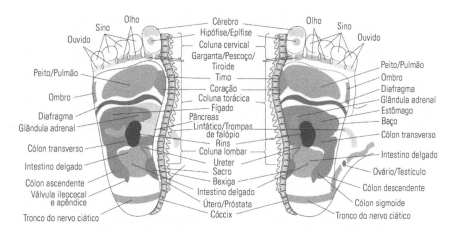

Figura 10–5 – Os pontos de pressão nas solas de ambos os pés mostram como todo o corpo está conectado.

Limpeza/higiene

1. Leve toalhas e lençóis para a lavanderia.
2. Limpe a maca de massagem com desinfetante e prepare a área para o próximo cliente.

Acompanhamento

1. Preencha a ficha de anamnese do cliente.
   - Data da visita
   - Tratamento
   - Outros comentários e/ou recomendações
2. Verifique se o cliente precisa de algum produto para ser usado em casa. Informe-se sobre o que ele está utilizando atualmente.
   - Creme para os pés
   - Óleos essenciais
   - Fungicida (se você for licenciado para este tipo de recomendação)
   - Talco para os pés
3. Recomende outros serviços; esta prática inspira confiança no cliente por reconhecer suas necessidades específicas.
   - Massagem
   - Tratamentos Vichy
   - Tratamento corporal
   - Tratamento facial
   - Imersão de hidroterapia
   - Pedicure
   - Manicure
   - Sauna aromática

Capítulo 11
Hidroterapia

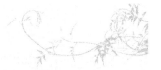

Benefícios/valores

Hipócrates, o pai da Medicina, usava banho de vapor afirmando: "Dê-me o poder de criar uma febre e eu poderia curar qualquer doença". Na tradição hidroterapêutica dos spas europeus e americanos, a terapia da transpiração é usada na preparação para a massagem como meio de aumentar a elasticidade dos músculos e criar um estado profundo de relaxamento do corpo e da mente. As descobertas do pesquisador Dr. Wakim, da Mayo Clinic, indicam que o número de glóbulos brancos aumenta em média 58% durante uma febre artificialmente induzida. A medicina chinesa vê a transpiração como um dos três métodos para livrar o corpo do "mau *chi*", a energia mal direcionada que pode ser responsável por doenças. Dr. John Webes, diretor do College of Massage Therapy, em Omaha, Nebraska, recomenda a terapia da transpiração no tratamento de celulite, considerando-a mais eficaz que bandagens corporais para elevar a temperatura do corpo.

Quando as pessoas estão cansadas ou simplesmente querem relaxar a mente, seu instinto natural é de buscar alívio em um banho morno. Este comportamento foi documentado por milhares de anos – desde as ruínas das antigas termas encontradas na Grécia e em Roma a artefatos descobertos próximos a fontes de águas minerais em todo o mundo. A pele pode absorver substâncias quando certas condições são adequadas; determinados tratamentos na banheira possuem minerais e ingredientes que se tornam ativos. Estudos concluíram que o ácido lático nos músculos pode ser liberado quando alguns ingredientes são usados em uma imersão em banheira de hidroterapia. Uma "imersão especializada" após a massagem faz passar a dor muscular no dia seguinte à massagem. Ingredientes específicos usados em uma imersão em banheira de hidroterapia podem amenizar a inflamação e a dor em certos distúrbios crônicos, como artrite, reumatismo e fibromialgia. Os jatos da banheira de hidroterapia ativam alguns ingredientes e têm efeito terapêutico sobre o corpo. Uma imersão relaxante acalma o corpo, a mente e o espírito.

Banho relaxante de aromaterapia (20 minutos)

• Imersão calmante e relaxante em banheira de hidroterapia com óleos essenciais
• Dá maciez à pele e equilibra o pH
• Revitaliza os nervos
• Reduz a fadiga e a irritabilidade, e relaxa os músculos
• O ácido lático dos músculos é liberado após uma massagem durante a imersão
• A pele absorve minerais durante a imersão
• Reposição hídrica da pele

Banho tranquilizante (20 minutos)

• Imersão terapêutica em uma banheira de hidroterapia
• Retira o ácido lático dos músculos (excelente após uma massagem, além do que, músculos não ficam doloridos no dia seguinte)
• Equilibra os hormônios
• Ativa a circulação
• Desintoxica
• Anti-inflamatório
• Relaxa, acalmando o estresse do corpo e da mente

Banho remineralizante de aromaterapia (20 minutos)

• Remineraliza e rejuvenesce no nível celular
• Alta concentração de cálcio, sódio e potássio
• Relaxa, acalmando o estresse do corpo e da mente
• Afina a silhueta

Sistema de spa integrado (15 minutos)

• Câmara de vapor para o corpo
• A cabeça não recebe vapor
• A terapia ayurvédica afirma que se deve aplicar o vapor mantendo a posição supina e a cabeça fria
• O vapor intensifica a aromaterapia
• Melhora o humor – endorfina-B
• Aumenta o metabolismo do corpo
• Alivia a congestão dos seios da face
• A transpiração pode liberar mais toxinas que a urina
• Estimula o sistema imunológico

- Relaxa e solta o tecido muscular, reduzindo o acúmulo diário de toxinas e aumentando a flexibilidade dos músculos
- Estimula a circulação e libera as toxinas do corpo
- A câmara de vapor para o corpo pode ser usada juntamente com tratamentos corporais e massagem
- Todo o tratamento pode ser realizado na mesma maca, assim o cliente não precisa mudar de lugar
- Profundo nível de relaxamento do corpo; possibilita cura e transformações intensas
- Pode-se fazer a massagem, o tratamento corporal e a vaporização, tudo no mesmo espaço de terapia
- Durante a vaporização, o cliente pode receber massagem no couro cabeludo/cabeça ou uma máscara facial

Experiência Vichy (15 minutos)
- Experiência única de ducha de hidroterapia com sete jatos com o cliente deitado, relaxando
- Mais privacidade e calor (32°C)
- Temperatura equilibrada e ambiente agradável
- Cria o efeito de uma cachoeira tropical
- Efeito equilibrador sobre os *chakras*
- Possibilita a massagem com produtos Vichy, efeito abrangente
- Relaxante, calmante e levemente afrodisíaco
- Melhora os tratamentos corporais, de massagem e de spa
- Limpeza fácil
- O terapeuta não se molha

Experiência Vichy com aromaterapia (15 minutos)
- Experiência única de ducha de hidroterapia com sete jatos com o cliente deitado, relaxando, combinada com aromaterapia
- Mais privacidade e calor (32°C)
- Temperatura equilibrada e ambiente agradável
- Cria o efeito de uma cachoeira tropical
- Efeito equilibrador sobre os *chakras*
- Possibilita a massagem com produtos Vichy, efeito abrangente
- Relaxante, calmante e levemente afrodisíaco
- Melhora os tratamentos corporais, de massagem e estética corporal

- Limpeza fácil
- O terapeuta não se molha

Sauna aromática (10 minutos)
- Combinação de vapor e aromaterapia; ótimo método para aliviar o estresse
- O vapor intensifica a aromaterapia
- Melhora o humor – endorfina-B
- Aumenta o metabolismo do corpo
- Alivia a congestão dos seios da face
- A transpiração pode liberar mais toxinas que a urina
- Estimula o sistema imunológico
- Relaxa e solta o tecido muscular, reduzindo o acúmulo diário de toxinas e aumentando a flexibilidade dos músculos
- Estimula a circulação e libera as toxinas do corpo

Banho relaxante de aromaterapia

Imersão em um maravilhoso banho de aromaterapia que relaxa e acalma o estresse do corpo e da mente. A pele fica macia e hidratada, com significativo aumento da circulação.

Tempo: 20 minutos

Sala/área de trabalho
- Sala com iluminação tênue e difusa, e música suave ao fundo para criar um ambiente tranquilo
- Sala equipada com banheira de hidroterapia
- Difusor ligado com óleo essencial
- Velas acesas, colocadas em castiçais ao redor da banheira ou em volta da sala

Equipamento
- Banheira de hidroterapia
- Mocho giratório
- Difusor
- Castiçais
- Jarro de água

- Copo
- Colher medidora (em gramas) e medidor (em mililitros)
- Recipiente para desinfetante
- Vasilha
- Peneira
- Um recipiente de vidro – sais de Epsom
- Um recipiente de vidro – bicarbonato de sódio
- Cesto para lixo
- Cesto ou gaveteiro para roupas e toalhas sujas

Materiais
- Ficha de anamnese do cliente (dados sobre o estado de saúde do cliente) (Figura 11–1)
- Uma toalha de mão e uma de banho[1]
- Roupão e chinelos[2]
- Óleos essenciais – lavanda
- Óleos vegetais
- Sais de Epsom
- Bicarbonato de sódio
- Desinfetante concentrado
- Limpador de banheira
- Limões frescos/pétalas de rosa (opcional)
- Cartão de visitas do terapeuta

Procedimentos
1. Consulte o cliente e peça-lhe para preencher e assinar a ficha anamnese (dados sobre o estado de saúde).
   - Problemas de saúde
     1. Pressão sanguínea alta/baixa
     2. Gestante (não deve fazer imersão)
     3. Doenças cardíacas
     4. Dificuldades de respiração (por exemplo: asma)
     5. Alergias e diabetes
     6. Epilepsia

---

1. Devem estar esterilizados e lacrados indivudualmente (NRT).
2. Os chinelos devem ser sempre descartáveis (NRT).

Ficha de anamnese/ Histórico de saúde do cliente – Estética corporal

Por favor, preencha com letra de forma   Data _____

Nome _____ Sobrenome _____ Data de nascimento _____
Rua _____ Apto nº _____ Cidade _____ Estado _____ CEP _____
Telefone – Residencial (__) _____ Trabalho (__) _____ Celular (__) _____
Médico/quiropraxista _____ Telefone (__) _____
Contato de emergência _____ Telefone (__) _____
Profissão _____
Indicado por   ❑ Amigo   ❑ Mala direta   ❑ Panfletos   ❑ Internet   ❑ Vale-brinde   ❑ Outros
Nome do técnico _____

1. Este é o seu primeiro tratamento corporal? ❑ Sim ❑ Não
2. Qual a razão da sua visita hoje? _____
3. Que outros tratamentos corporais você fez? _____
❑ Massagem   ❑ Esfoliação com sal   ❑ Bandagem de algas marinhas   ❑ Lama negra   ❑ Esfoliação corporal   ❑ Outro
4. Em caso positivo, foi uma boa experiência? _____
5. Atualmente, você está sob observação médica por algum problema de saúde? ❑ Sim ❑ Não
6. Qual? _____
7. Você está grávida? ❑ Sim ❑ Não
Em caso positivo, de quantas semanas? _____
8. Você está tomando anticoncepcional? ❑ Sim ❑ Não
9. Reposição hormonal? ❑ Sim ❑ Não   Em caso positivo, qual? _____
10. Você usa lentes de contato? ❑ Sim ❑ Não
11. Você fuma? ❑ Sim ❑ Não
12. Qual o seu nível de estresse? ❑ Alto ❑ Médio ❑ Baixo
13. Você está usando ou já usou Accutane? ❑ Sim ❑ Não
Em caso positivo, quando e por quanto tempo? _____
14. Você tem alguma alergia a cosméticos, alimentos, algas marinhas, mariscos ou drogas? ❑ Sim ❑ Não
Por favor, enumere _____
15. Você está atualmente tomando alguma medicação – com ou sem prescrição, incluindo aspirina? ❑ Sim ❑ Não
Em caso positivo, enumere _____
16. Que produtos você está usando atualmente? ❑ Sabonete ❑ Leite de limpeza   ❑ Loção tonificante   ❑ Esfoliante
                              ❑ Máscara   ❑ Cremes   ❑ Protetor solar   ❑ Gel para banho   ❑ Loções corporais
Por favor, indique se você sofre de ou possui algum ods seguintes problemas:

❑ Asma   ❑ Hepatite   ❑ Pinos ou placas de metal
❑ Ossos quebrados. Onde?   ❑ Herpes   ❑ Marca-passo
❑ Problemas cardíacos   ❑ Pressão sanguínea alta   ❑ Flebite, coágulos sanguíneos, má circulação
❑ Dermatite   ❑ Histerectomia   ❑ Psicológicos
❑ Epilepsia   ❑ Distúrbios imunológicos   ❑ Problemas nos seios faciais
❑ Bolhas febris   ❑ Lordose ou problemas de coluna ❑ Doenças de pele. Quais?
❑ Dor de cabeça crônica   ❑ Lúpus   ❑ Problemas urinários ou nos rins
❑ Lesão na cabeça e/ou pescoço? Onde e há quanto tempo?

Figura 11-1 – Ficha da saúde do cliente.

Por favor, explique os problemas indicados anteriormente ou mencione qualquer outro problema de saúde importante:

_____

_____

_____

Liste quais áreas do corpo são afetadas.

_____

_____

_____

Ao receber uma massagem, que tipo de pressão prefere?

❑ Leve?   ❑ Média?   ❑ Tecidos profundos?

Estou ciente de que os serviços oferecidos não substituem o tratamento médico, e quaisquer informações fornecidas pelo terapeuta têm apenas fins instrutivos e não são de natureza prescritiva diagnóstica. Também estou ciente de que os dados informados nesta ficha têm a finalidade de ajudar o terapeuta a oferecer o melhor serviço e são totalmente confidenciais.

Políticas do salão

1. É necessária uma avaliação profissional antes da distribuição inicial de produtos.
2. Nossa taxa de desconto ativa só se aplica a clientes que vêm a cada quatro semanas.
3. Não fazemos reembolso em dinheiro.
4. Solicitamos um aviso de cancelamento com 24 horas de antecedência.

Entendo e concordo plenamente com as políticas do spa/instituto de beleza apresentadas acima.

Assinatura _____ Data _____

Figura 11-1 – Continuação.

• Se for o período da manhã, assegure-se de que o cliente tomou café da manhã para que sua glicemia esteja bem.

2. Comece a encher a banheira; supervisione até que esteja cheia.

3. Leve o cliente ao vestiário e mostre-lhe a área dos armários.

4. Peça-lhe para se despir e colocar o roupão e os chinelos.

5. Leve o cliente à sala de hidroterapia.

6. Deixe a toalha e o mocho perto de você.

7. Encha o jarro de água com água e limão fresco e ofereça um copo para o cliente.

8. Deixe preparadas uma vasilha com água fria e uma toalha de mão.

9. Coloque na água uma mistura preparada com 2 colheres de sopa de bicarbonato de sódio e um medidor completo de sais de Epsom, 15 gotas de lavanda em 50 mL de óleo vegetal. (Não prepare na frente do cliente, mas antes.) Se o cliente preferir ligar os jatos, é opcional a adição de pétalas de rosas.

10. Mostre ao cliente como entrar na banheira e onde deixar seu roupão.

11. Dê-lhe um minuto para tirar o roupão e entrar na banheira; bata à porta e pergunte se ele está pronto (Figura 11–2).

12. Entre na sala.

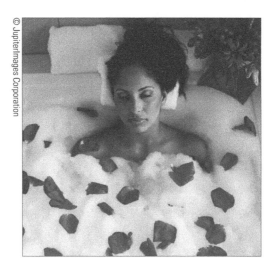

Figura 11–2 – Privacidade é uma questão importante e deve ser mencionada antes do serviço.

13. Enquanto o cliente fica em imersão de 10 a 20 minutos, dê-lhe água com limão para beber, coloque uma toalha fria em volta do pescoço e faça-lhe uma massagem no couro cabeludo/cabeça se ele assim desejar.
14. Quando acabar o tratamento, deixe a sala. Oriente o cliente a sair da banheira, secar-se e recolocar o roupão e os chinelos.
15. Leve-o de volta ao vestiário e mostre-lhe onde fica o cesto para roupas sujas.
16. Leve o cliente ao *lounge* para relaxar antes de partir. Ofereça-lhe um copo de água ou chá de ervas para beber enquanto descansa.
17. Dê-lhe seu cartão de visitas. No verso do cartão, sugira uma data para a próxima sessão e ofereça outros tratamentos.

Limpeza/higiene

1. Esvazie a banheira e limpe com o produto específico. Se tiver utilizado pétalas de rosas, retire-as da banheira com uma peneira antes de começar a esvaziá-la.
2. Coloque um volume de água adequado na banheira para misturar com o desinfetante concentrado, seguindo a orientação do fabricante, e ligue os jatos de água. Limpe os jatos com desinfetante de acordo com o tempo recomendado pelo fabricante.
3. Esfregue o chão com o desinfetante concentrado.
4. Lave o copo de água, o medidor e a vasilha com água e sabão, seque-os e guarde.

Acompanhamento

1. Preencha a ficha de anamnese do cliente.
   - Data da visita
   - Tratamento
   - Outros comentários e/ou recomendações
2. Verifique se o cliente precisa de algum produto de manutenção do serviço oferecido para ser usado em casa. Descubra qual produto ele está utilizando atualmente.
   - Loção corporal
   - Óleos essenciais
   - Produtos para banho
   - Banho de argila
   - Sabonete líquido para o corpo
3. Recomende outros serviços; esta prática inspira confiança no cliente por reconhecer suas necessidades específicas.
   - Massagem
   - Tratamentos Vichy
   - Tratamento corporal
   - Tratamento facial
   - Pedicure
   - Manicure

Banho tranquilizante

Imersão em um banho terapêutico com alta concentração de minerais que ativam a circulação, equilibram os hormônios e atuam como anti-inflamatórios para músculos doloridos.

Tempo: 20 minutos

Sala/área de trabalho

- Sala com iluminação tênue e difusa, e música suave ao fundo para criar um ambiente tranquilo
- Sala equipada com banheira de hidroterapia
- Difusor ligado com óleo essencial
- Velas acesas, colocadas em castiçais ao redor da banheira ou em volta da sala

Equipamentos
- Banheira de hidroterapia
- Mocho giratório
- Difusor
- Castiçais
- Jarro de água
- Copo/xícara
- Medidor
- Vasilha
- Cesto para lixo
- Cesto ou gaveteiro para roupas e toalhas sujas
- Recipiente para desinfetante

Materiais
- Ficha de anamnese do cliente
- Uma toalha de mão e uma de banho
- Roupão e chinelos
- Óleos essenciais – lavanda
- Argila para uso cosmético
- Desinfetante concentrado
- Limpador de banheira
- Limões frescos
- Cartão de visitas do terapeuta

Procedimentos
1. Consulte o cliente e peça-lhe para preencher e assinar a ficha de anamnese.
    - Problemas de saúde
        1. Pressão sanguínea alta/baixa
        2. Gestante (não deve fazer imersão)
        3. Doenças cardíacas
        4. Dificuldades de respiração (asma)
        5. Alergias e diabetes
        6. Epilepsia
    - Se for o período da manhã, assegure-se de que o cliente tenha tomado café da manhã para que sua glicemia esteja bem.
2. Comece a encher a banheira; supervisione até que esteja cheia.
3. Leve o cliente ao vestiário e mostre-lhe a área dos armários.

4. Peça-lhe para se despir e colocar o roupão e os chinelos.
5. Leve o cliente à sala de hidroterapia (Figura 11–3).
6. Deixe a toalha e o mocho por perto.
7. Encha o jarro de água com água e limão fresco; ofereça um copo ao cliente.
8. Deixe preparadas uma vasilha com água fria e uma toalha de mão.
9. Adicione uma medida da argila de uso cosmético junto à água enquanto a torneira está aberta, para misturar. Ligue os jatos por alguns minutos.
10. Mostre ao cliente como entrar na banheira e onde pendurar o roupão.
11. Dê-lhe um minuto para tirar o roupão e entrar na banheira; bata à porta e pergunte se ele está pronto.
12. Entre na sala.
13. Você pode deixar os jatos da banheira ligados durante todo o tratamento ou apenas parte dele.
14. Enquanto o cliente fica em imersão de 15 a 20 minutos, dê-lhe água com limão para beber, coloque uma toalha fria em volta do pescoço e faça-lhe uma massagem no couro cabeludo/cabeça, se for de sua preferência..
15. Quando acabar o tratamento, deixe a sala. Oriente o cliente a sair da banheira, secar-se e recolocar o roupão e os chinelos.
16. Leve-o de volta ao vestiário e mostre-lhe onde fica o cesto para roupas e toalhas sujas.

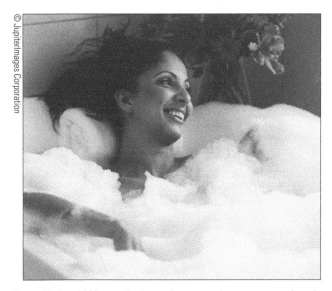

Figura 11–3 – A hidroterapia é parte integrante dos tratamentos de maior sucesso oferecidos na estética corporal.

17. Leve o cliente ao *lounge* para relaxar antes de partir. Ofereça-lhe um copo de água ou chá de ervas para beber enquanto descansa.
18. Dê-lhe seu cartão de visitas. No verso do cartão, sugira uma data para a próxima sessão e ofereça outros tratamentos.

Limpeza/higiene

1. Esvazie a banheira e limpe com o produto específico.
2. Coloque um volume de água adequado na banheira para misturar com o desinfetante concentrado, seguindo a orientação do fabricante, e ligue os jatos de água. Limpe os jatos com desinfetante de acordo com o tempo recomendado pelo fabricante.
3. Esfregue o chão com o desinfetante concentrado.
4. Lave o copo de água, o medidor e a vasilha com água e sabão, seque-os e guarde.
5. Arrume a sala para o próximo cliente.

Acompanhamento

1. Preencha a ficha de anamnese do cliente.
   - Data da visita
   - Tratamento
   - Outros comentários e/ou recomendações
2. Verifique se o cliente precisa de algum produto de manutenção do serviço oferecido para ser usado em casa. Informe-se se ele está utilizando algum produto atualmente.
   - Loção corporal
   - Óleos essenciais
   - Produtos para banho
   - Banho de argila
   - Sabonete líquido para o corpo
3. Recomende outros serviços; esta prática inspira confiança no cliente por reconhecer suas necessidades específicas.
   - Massagem
   - Tratamentos Vichy
   - Tratamento corporal
   - Tratamento facial
   - Pedicure
   - Manicure

Banho remineralizante de aromaterapia

Esta imersão tem uma alta concentração de cálcio, potássio e sódio que relaxa, remineraliza e rejuvenesce no nível celular. Ocorre afinamento da silhueta durante a imersão.

Tempo: 20 minutos

Sala/área de trabalho
- Sala com iluminação tênue e difusa, e música suave ao fundo para criar um ambiente tranquilo
- Sala equipada com banheira de hidroterapia
- Difusor ligado com óleo essencial
- Velas acesas, colocadas em castiçais ao redor da banheira ou em volta da sala

Equipamento
- Banheira de hidroterapia
- Mocho giratório
- Difusor
- Castiçais
- Jarro de água
- Medidor
- Vasilha
- Cesto para lixo
- Cesto ou gaveteiro para roupas e toalhas sujas
- Recipiente para desinfetante
- Copo/xícara

Materiais
- Ficha de anamnese do cliente
- Uma toalha de mão e uma toalha de corpo
- Roupão e chinelos
- Óleos essenciais – lavanda
- Produto específico
- Desinfetante de alta concentração
- Limpador de banheira

- Limões frescos
- Cartão de visitas do terapeuta

Procedimentos

1. Consulte o cliente e peça-lhe para preencher e assinar a ficha de anamnese.
   - Problemas de saúde
     1. Pressão sanguínea alta/baixa
     2. Gestante (não deve fazer imersão)
     3. Doenças cardíacas
     4. Dificuldades de respiração (asma)
     5. Alergias e diabetes
     6. Epilepsia
   - Se for o período da manhã, assegure-se de que o cliente tenha tomado café da manhã para que sua glicemia esteja bem.
2. Comece a encher a banheira; supervisione até que esteja cheia.
3. Leve o cliente ao vestiário e mostre-lhe a área dos armários.
4. Peça-lhe para se despir e colocar o roupão e os chinelos.
5. Leve o cliente à sala de hidroterapia.
6. Deixe uma toalha e o mocho por perto.
7. Encha o jarro de água com água e limão fresco; ofereça um copo ao cliente.
8. Deixe uma vasilha com água fria e uma toalha de mão à disposição do cliente.
9. Adicione o produto e ligue os jatos por alguns minutos (se o produto puder ser utilizado com jatos).
10. Mostre ao cliente como entrar na banheira e onde deixar o roupão.
11. Dê-lhe um minuto para tirar o roupão e entrar na banheira; bata à porta e pergunte se está pronto.
12. Entre na sala.
13. Você pode deixar os jatos da banheira ligados durante todo o tratamento ou apenas parte dele, dependendo da orientação do fabricante sobre o produto adicionado.
14. Enquanto o cliente fica em imersão de 15 a 20 minutos, dê-lhe água com limão para beber, coloque uma toalha fria em volta do pescoço e faça-lhe uma massagem no couro cabeludo/cabeça, se ele assim o desejar.
15. Quando acabar o tratamento, deixe a sala. Oriente-o a sair da banheira, secar-se e recolocar o roupão e os chinelos.
16. Leve-o de volta ao vestiário e mostre-lhe onde fica o cesto para roupas sujas.

17. Leve o cliente ao *lounge* para relaxar antes de partir. Ofereça-lhe um copo de água ou chá de ervas para beber enquanto descansa.
18. Dê-lhe seu cartão de visitas. No verso do cartão, sugira uma data para a próxima sessão e ofereça outros tratamentos.

Limpeza/higiene

1. Esvazie a banheira e limpe com o produto específico.
2. Coloque um volume de água adequado na banheira para misturar com o desinfetante concentrado, seguindo a orientação do fabricante, e ligue os jatos de água. Limpe os jatos com desinfetante de acordo com o tempo recomendado pelo fabricante.
3. Esfregue o chão com o desinfetante concentrado.
4. Lave o copo de água, o medidor e a vasilha com água e sabão; seque-os e guarde.
5. Arrume a sala para o próximo tratamento (Figura 11–4).

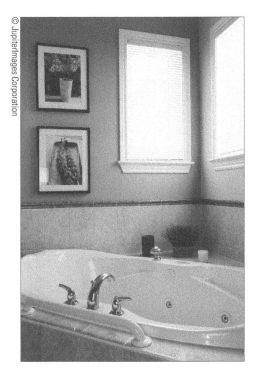

Figura 11–4 – Salas úmidas devem ser limpas e secas antes de o cliente usá-la.

HIDROTERAPIA | 145

Acompanhamento

1. Preencha a ficha de anamnese do cliente.
   - Data da visita
   - Tratamento
   - Outros comentários e/ou recomendações
2. Verifique se o cliente precisa de algum produto para ser usado em casa. Informe-se se ele está utilizando algum produto atualmente.
   - Loção corporal
   - Óleos essenciais
   - Produtos para banho
   - Banho de argila
   - Sabonete líquido para o corpo
3. Recomende outros serviços; esta prática inspira confiança no cliente por reconhecer suas necessidades específicas.
   - Massagem
   - Tratamentos Vichy
   - Tratamento corporal
   - Tratamento facial
   - Pedicure
   - Manicure

Sistema de spa integrado

Os clientes desfrutam de vaporização deitados sobre uma maca de massagem especial, cobertos por uma câmara que proporciona privacidade e calor. Apenas o corpo fica coberto pela câmara, o que permite um tratamento facial enquanto ocorre a vaporização.

Tempo: 15 minutos

Sala/área de trabalho

- Sala com iluminação tênue e difusa, e música suave ao fundo para criar um ambiente tranquilo
- Sala de spa integrado
- Vestiário
- Área dos armários
- Difusor ligado com óleo essencial

Equipamento
- Sistema integrado de spa/câmara (Figura 11–5)
- Mesa de hidroterapia especial
- Difusor
- Recipiente para desinfetante
- Termômetro
- Panela elétrica
- Copo para água/xícara para chá de ervas
- Cesto para lixo
- Cesto ou gaveteiro para roupas e toalhas sujas

Materiais
- Ficha de anamnese do cliente
- Uma toalha grande e uma pequena
- Lençol de tecido especial à prova d'água[3]
- Roupão e chinelos
- Água para a panela elétrica
- Água/chá de ervas
- Óleo essencial
- Cartão de visitas do terapeuta
- Desinfetante de alta concentração

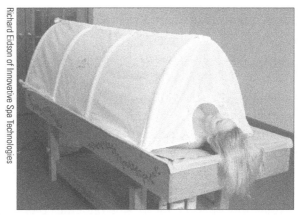

Figura 11–5 – Sistema de spa integrado – vaporização, massagem, maca de hidroterapia e ducha Vichy.

---

3. Deve ser desinfetado a cada cliente (NRT).

Procedimentos

1. Consulte o cliente e peça-lhe para preencher e assinar a ficha de anamnese.
   - Problemas de saúde
     1. Pressão sanguínea alta/baixa
     2. Gestante (não deve fazer imersão)
     3. Doenças cardíacas
     4. Dificuldades de respiração (asma)
     5. Alergias e diabetes
     6. Epilepsia
   - Se for o período da manhã, assegure-se de que o cliente tenha tomado café da manhã para que sua glicemia esteja bem.
2. Cubra a maca de hidroterapia com o lençol de tecido especial à prova d'água.
3. Encha a panela elétrica com água conforme as instruções do fabricante e aqueça.
4. Leve o cliente ao vestiário e mostre-lhe a área dos armários.
5. Peça-lhe para se despir e colocar o roupão e os chinelos.
6. Leve-o à sala de spa integrado.
7. Dê-lhe uma pequena toalha de mão. Peça-lhe para se despir e mostre-lhe onde pendurar o roupão. Oriente-o a deitar em posição supina sobre a mesa e usar a toalha pequena para cobrir a parte íntima. Deixe a sala.
8. Dê um minuto para o cliente se trocar; bata à porta e pergunte se está pronto.
9. Posicione a câmara sobre a mesa e pendure a panela elétrica dentro da câmara.
10. O cliente vai sentir o vapor entrando na câmara por 6 a 8 minutos. Verifique o termômetro.
11. Ele pode querer fazer uma máscara facial ou você pode fazer-lhe uma massagem no couro cabeludo/cabeça.
12. Permaneça na sala com o cliente.
13. Desligue a panela elétrica.
14. Remova a câmara e continue com o tratamento adicional, se solicitado, ou deixe uma toalha grande disponível para o cliente.
15. Deixe a sala enquanto o cliente se seca, aplica o hidratante e coloca o roupão e os chinelos.
16. Leve-o de volta ao vestiário e mostre-lhe onde fica o cesto para roupas sujas.
17. Ofereça-lhe um copo de água ou chá de ervas.

18. Dê-lhe seu cartão de visitas. No verso do cartão, sugira uma data para a próxima sessão e ofereça outros tratamentos.

Limpeza/higiene

1. Tire o lençol de tecido especial à prova de água da mesa de hidroterapia. Limpe toda a mesa e a câmara com desinfetante. Arrume tudo para o próximo cliente.
2. Leve as toalhas para a lavanderia.
3. Limpe a panela elétrica com desinfetante e enxágue com água morna. Cubra-a para a chegada do próximo cliente.

Acompanhamento

1. Preencha a ficha de anamnese do cliente.
   - Data da visita
   - Tratamento
   - Outros comentários e/ou recomendações
2. Verifique se o cliente precisa de algum produto de manutenção do serviço oferecido para ser usado em casa. Informe-se se ele está utilizando algum produto atualmente.
   - Loção corporal
   - Óleos essenciais
   - Xampu
   - Condicionador
   - Sabonete líquido para o corpo
   - Banho de argila
3. Recomende outros serviços; esta prática inspira confiança no cliente por reconhecer suas necessidades específicas.
   - Massagem
   - TratamentoVichy
   - Tratamento corporal
   - Tratamento facial
   - Pedicure
   - Manicure

Experiência Vichy

Desfrute de uma experiência Vichy dentro de uma câmara que proporciona privacidade e calor. Enquanto está deitado sobre uma mesa de hidroterapia, você poderá aproveitar as duchas (como uma cachoeira tropical) limpando os *chakras* e liberando a tensão e o estresse.

Tempo: 15 minutos

Sala/área de trabalho
- Sala com iluminação tênue e difusa, e música suave ao fundo para criar um ambiente tranquilo
- Sala de spa integrado
- Vestiário
- Área dos armários
- Difusor ligado com óleo essencial

Equipamento
- Sistema integrado de spa
- Câmara com duchas Vichy
- Mesa de hidroterapia
- Difusor
- Recipiente para desinfetante
- Termômetro
- Copo para água/xícara para chá de ervas
- Cesto para lixo
- Cesto ou gaveteiro para roupas e toalhas sujas

Materiais
- Ficha de anamnese do cliente
- Desinfetante concentrado
- Uma toalha grande e uma pequena
- Lençol de tecido especial à prova d'água
- Roupão e chinelos
- Água/chá de ervas
- Óleo essencial
- Cartão de visitas do terapeuta

Procedimentos

1. Consulte o cliente e peça-lhe para preencher e assinar a ficha de anamnese.
   - Problemas de saúde
     1. Pressão sanguínea alta/baixa
     2. Gestante (não deve fazer imersão)
     3. Doenças cardíacas
     4. Dificuldades de respiração (por exemplo: asma)
     5. Alergias e diabetes
     6. Epilepsia
   - Se for o período da manhã, assegure-se de que o cliente tenha tomado café da manhã para que sua glicemia esteja bem.
2. Cubra a mesa de hidroterapia com o lençol de tecido especial à prova d'água.
3. Leve o cliente ao vestiário e mostre-lhe a área dos armários.
4. Peça-lhe para se despir e colocar o roupão e os chinelos.
5. Leve-o à sala de spa integrado.
6. Dê-lhe uma pequena toalha de mão. Peça-lhe para se despir e mostre-lhe onde pendurar o roupão. Oriente-o a deitar em posição supina sobre a mesa e usar a toalha pequena para cobrir a parte íntima. Deixe a sala.
7. Dê-lhe um minuto para se trocar; bata à porta e pergunte se está pronto.
8. Posicione a câmara, ajuste as duchas e prenda o tubo das duchas Vichy na parede (Figura 11–6).
9. Verifique a temperatura da água.

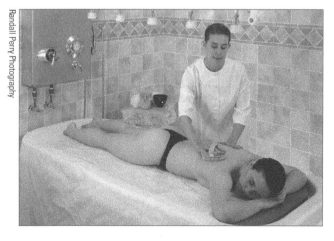

Figura 11–6 – Sistema de spa integrado – vaporização, massagem, maca de hidroterapia e ducha Vichy.

10. Ligue as duchas Vichy.
11. O cliente pode ficar sob as duchas por 6 minutos. Verifique o termômetro.
12. Ele pode querer uma máscara facial ou você pode fazer uma massagem no couro cabeludo/cabeça.
13. Permaneça na sala com o cliente.
14. Desligue a água.
14. Retire a câmara.
15. Deixe uma toalha grande disponível para o cliente.
16. Deixe a sala enquanto ele se seca, aplica o hidratante e coloca o roupão e os chinelos.
17. Leve-o de volta ao vestiário ou prossiga com o tratamento. Se já tiver terminado, mostre-lhe onde fica o cesto para roupas sujas.
18. Ofereça-lhe um copo de água ou chá de ervas.
19. Dê-lhe seu cartão de visitas. No verso do cartão, sugira uma data para a próxima sessão e ofereça outros tratamentos.

Limpeza/higiene
1. Tire o lençol de tecido especial à prova d'água da mesa de hidroterapia. Limpe toda a mesa e a câmara com desinfetante. Arrume tudo para o próximo cliente.
2. Leve as toalhas para a lavanderia.
3. Limpe a panela elétrica com desinfetante e enxágue com água morna. Cubra-a para a chegada do próximo cliente.

Acompanhamento
1. Preencha a ficha de anamnese do cliente.
   • Data da visita
   • Tratamento
   • Outros comentários e/ou recomendações
2. Verifique se o cliente precisa de algum produto de manutenção do serviço oferecido para ser usado em casa. Informe-se se ele está utilizando algum produto atualmente.
   • Loção corporal
   • Óleos essenciais
   • Xampu
   • Condicionador
   • Sabonete líquido para o corpo
   • Banho de argila

3. Recomende outros serviços; esta prática inspira confiança no cliente por reconhecer suas necessidades específicas.
   - Massagem
   - Tratamento corporal
   - Tratamento facial
   - Pedicure
   - Manicure

Experiência Vichy com aromaterapia

Desfrute de uma experiência Vichy dentro de uma câmara que proporciona privacidade e calor. Enquanto estiver deitado sobre uma mesa de hidroterapia com uma delicioso aroma circulando pela câmara, você poderá aproveitar as duchas (como uma cachoeira) limpando os *chakras* e liberando a tensão e o estresse.

Tempo: 15 minutos

Sala/área de trabalho
- Sala com iluminação tênue e difusa, e música suave ao fundo para criar um ambiente tranquilo
- Sala de spa integrado
- Vestiário
- Área dos armários
- Difusor ligado com óleo essencial

Equipamento
- Sistema integrado de spa
- Câmara com duchas Vichy
- Mesa de massagem especial
- Difusor
- Recipiente para desinfetante
- Termômetro
- Panela elétrica
- Copo para água/xícara para chá de ervas
- Cesto para lixo
- Cesto ou gaveteiro para roupas e toalhas sujas

Materiais

- Ficha de anamnese do cliente
- Óleo essencial – lavanda, eucalipto, sândalo, ylang-ylang
- Desinfetante concentrado
- Uma toalha grande e uma pequena
- Lençol de tecido especial à prova d'água
- Roupão e chinelos
- Água para a panela elétrica
- Água/chá de ervas
- Cartão de visitas do terapeuta

Procedimentos

1. Consulte o cliente e peça-lhe para preencher e assinar a ficha de anamnese.
   - Problemas de saúde
     1. Pressão sanguínea alta/baixa
     2. Gestante (não deve fazer imersão)
     3. Doenças cardíacas
     4. Dificuldades de respiração (por exemplo: asma)
     5. Alergias e diabetes
     6. Epilepsia
   - Se for o período da manhã, assegure-se de que o cliente tenha tomado café da manhã para que sua glicemia esteja bem.
2. Cubra a mesa de hidroterapia com o lençol de tecido especial à prova d'água.
3. Encha a panela elétrica com água e aqueça seguindo as instruções do fabricante.
4. Leve o cliente ao vestiário e mostre-lhe a área dos armários.
5. Peça-lhe para se despir e colocar o roupão e os chinelos.
6. Leve-o à sala de spa integrado.
7. Dê-lhe uma pequena toalha de mão. Peça-lhe para se despir, mostre-lhe onde pendurar o roupão. Oriente-o a deitar em posição supina sobre a mesa e usar a toalha pequena para cobrir a parte íntima. Deixe a sala.
8. Dê-lhe um minuto para se trocar; bata à porta e pergunte se está pronto.
9. Coloque o óleo essencial na panela elétrica.
10. Coloque a câmara sobre a mesa, ajuste os jatos, pendure o tubo Vichy na parede e conecte a panela.
11. Verifique a temperatura da água.
12. Ligue as duchas Vichy.

13. O cliente pode ficar sob as duchas por 6 minutos. Verifique o termômetro.
14. Ele pode querer uma máscara facial ou você pode fazer uma massagem no couro cabeludo/cabeça.
15. Permaneça na sala com o cliente.
16. Desligue a água e a panela elétrica, desinstale a Vichy e a panela elétrica.
17. Retire a câmara.
18. Deixe uma toalha grande disponível para o cliente.
19. Deixe a sala enquanto ele se seca, aplica o hidratante e coloca o roupão e os chinelos.
20. Leve-o de volta ao vestiário ou prossiga com o tratamento. Se já tiver terminado, mostre-lhe onde fica o cesto para roupas sujas.
21. Ofereça-lhe um copo de água ou chá de ervas para beber enquanto descansa no *lounge*.
22. Dê-lhe seu cartão de visitas. No verso do cartão, sugira uma data para a próxima sessão e ofereça outros tratamentos.

Limpeza/higiene
1. Tire o lençol de tecido especial à prova d'água da mesa de hidroterapia. Limpe toda a mesa e a câmara com desinfetante. Arrume tudo para o próximo cliente.
2. Coloque as toalhas na lavanderia
3. Limpe a panela elétrica com desinfetante e enxágue com água morna. Cubra-a para a chegada do próximo cliente

Acompanhamento
1. Preencha a ficha de anamnese do cliente.
   • Data da visita
   • Tratamento
   • Outros comentários e/ou recomendações
2. Verifique se o cliente precisa de algum produto de manutenção do serviço oferecido para ser usado em casa. Informe-se se ele está utilizando algum produto atualmente.
   • Loção corporal
   • Óleos essenciais
   • Xampu
   • Condicionador

- Sabonete líquido para o corpo
- Banho de argila
3. Recomende outros serviços; esta prática inspira confiança no cliente por reconhecer suas necessidades específicas.
   - Massagem
   - Tratamento corporal
   - Tratamento facial
   - Imersão de hidroterapia
   - Pedicure
   - Manicure
   - Sauna aromática

Sauna aromática

A sauna aromática junta a terapia com vapor e um aroma específico. O vapor relaxa a tensão muscular e as articulações rígidas enquanto estimula a circulação e libera as toxinas do corpo. Também alivia a congestão dos seios faciais e permite total relaxamento da mente e do corpo para diminuir o estresse.

Tempo: 10 minutos

Sala/área de trabalho
- Vestiário
- Área dos armários
- Ducha
- Sauna

Equipamento
- Copo para água/xícara para chá de ervas
- Cesto para lixo
- Cesto para roupas sujas
- Recipiente para desinfetante

Materiais
- Ficha de anamnese do cliente
- Duas toalhas grandes

- Roupão e chinelos
- Óleo essencial – lavanda, eucalipto
- Água/chá de ervas
- Xampu/condicionador
- Sabonete líquido para o corpo
- Desinfetante concentrado
- Esponja (para limpeza)
- Pequeno esfregão
- Cartão de visitas do terapeuta

Procedimentos

1. Consulte o cliente e peça-lhe para preencher e assinar a ficha de anamnese.
   - Problemas de saúde
     1. Pressão sanguínea alta/baixa
     2. Gestante (não deve fazer imersão)
     3. Doenças cardíacas
     4. Dificuldades de respiração (asma)
     5. Alergias e diabetes
     6. Epilepsia
   - Se for o período da manhã, assegure-se de que o cliente tenha tomado café da manhã para que sua glicemia esteja bem.
2. Deixe a sauna pronta para adicionar o óleo essencial.
3. Leve o cliente ao vestiário e mostre-lhe a área dos armários.
4. Peça-lhe para se despir e colocar o roupão e os chinelos.
5. Leve-o à sauna; dê-lhe uma toalha grande.
6. Ofereça-lhe um copo de água ou chá de ervas para beber antes de entrar na sauna.
7. Explique-lhe como cobrir o corpo com a toalha grande e mostre-lhe onde pendurar o roupão. Fica à escolha do cliente usar ou não chinelos na sauna.
8. O cliente pode ficar na sauna por até 10 minutos. Periodicamente, volte para ver como ele está.
9. Leve-o de volta ao vestiário (ele deve estar usando o roupão e os chinelos) ou para a próxima sala de tratamento.
10. Ofereça-lhe um copo de água ou chá de ervas.
11. Mostre ao cliente como funcionam as torneiras das duchas e onde estão o xampu, o condicionador, o sabonete líquido para o corpo, as toalhas limpas e o cesto para roupas sujas.

12. Dê-lhe seu cartão de visitas. No verso do cartão, sugira uma data para a próxima sessão e ofereça outros tratamentos.

Limpeza/higiene

1. Limpe toda a ducha com o desinfetante concentrado. Borrife desinfetante em toda a sala, escove os cantos. Esfregue o chão com o desinfetante concentrado.

Acompanhamento

1. Preencha a ficha de anamnese do cliente.
    • Data da visita
    • Tratamento
    • Outros comentários e/ou recomendações
2. Verifique se o cliente precisa de algum produto de manutenção do serviço oferecido para ser usado em casa. Informe-se se o cliente está utilizando algum produto atualmente.
    • Loção corporal
    • Óleos essenciais
    • Xampu
    • Condicionador
    • Sabonete líquido para o corpo
3. Recomende outros serviços; esta prática inspira confiança no cliente por reconhecer suas necessidades específicas.
    • Massagem
    • Tratamentos Vichy
    • Tratamento corporal
    • Tratamento facial
    • Imersão de hidroterapia
    • Pedicure
    • Manicure

CAPÍTULO 12
Cuidados com o corpo

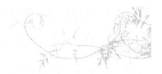

Benefícios/Valores

Hoje, cada vez mais, como nunca, homens e mulheres parecem mais jovens e radiantes. Eles querem manter este aspecto e, por isso, buscam cosméticos e tratamentos que conservem a saúde e a beleza do corpo e da pele.

A pele é o maior órgão do corpo humano, e desempenha muitas funções vitais para manter a saúde e para uma aparência atraente. Cada centímetro da pele do nosso corpo contém milhões de células, uma delicada rede de vasos sanguíneos e nervos. Nossa pele tem a capacidade de absorver nutrientes, por isso adesivos transdérmicos são tão populares (para tratamentos de reposição hormonal, para parar de fumar etc.).

Tratamentos corporais de todos os tipos tornaram-se muito populares e proporcionam benefícios extraordinários para o corpo e a pele.
- Remove as células mortas da pele
- Estimula a renovação celular
- Ativa o metabolismo celular
- Ajuda na renovação das células epidérmicas
- Reduz a aparência enrugada da pele causada pela celulite diminuindo os depósitos de gordura
- Elimina toxinas e estimula a circulação nos tecidos
- Estimula o fluxo linfático no corpo para eliminar toxinas das células
- Ajuda a levantar seios e glúteos flácidos, achata o abdome e define a silhueta
- Tonifica e firma todo o corpo
- Aumenta a circulação na superfície da pele e aumenta a elasticidade
- Revitaliza e deixa a pele mais macia
- Remineraliza e alivia a dor muscular
- Rejuvenesce e hidrata a pele
- Alivia o estresse e a fadiga, proporcionando bem-estar ao cliente
- O toque faz bem para o emocional; o estímulo pode aliviar a dor
- A pele bronzeada fica bonita e macia

Máscara corporal de argila (1 hora)

- Remove células mortas da pele
- Promove a renovação celular
- Remineraliza a pele
- Alivia a dor muscular
- Aumenta o metabolismo celular
- Facilita a desintoxicação
- Estimula a circulação

Máscara corporal de parafango (à base de parafina e fango marinho) (1 hora e meia)

- Remove células mortas da pele
- Rejuvenesce a pele
- Reduz a aparência da celulite
- Hidrata a pele e realça o tom da pele
- Ativa a circulação e aumenta a elasticidade da pele
- Estimula a renovação celular

Máscara corporal suavizante e firmadora (2 horas)

- Ajuda a levantar os seios e glúteos flácidos, achata o abdome e define a silhueta
- Estimula o fluxo linfático no corpo para eliminar toxinas das células
- Tonifica e firma todo o corpo
- Ativa o metabolismo celular
- Ajuda na renovação das células epidérmicas
- Reduz a aparência enrugada da pele causada pela celulite, diminuindo os depósitos de gordura
- Revitaliza e deixa a pele mais macia

Bandagem corporal (1 hora)

- Ativa a circulação na superfície da pele e aumenta a elasticidade
- Afina a silhueta ativando o processo natural de eliminação de depósitos com excesso de gordura
- Ativa o metabolismo celular
- Elimina toxinas e estimula a circulação nos tecidos

Bronzeamento artificial (20 minutos)

- Pele levemente bronzeada
- Sem marcas
- Hidrata a pele
- Seguro para a pele
- Aspecto saudável

Máscara corporal de argila

Experimente este magnífico tratamento corporal que utiliza argila para facilitar a desintoxicação da pele, ao mesmo tempo em que oferece nutrientes essenciais para o corpo – rica em minerais.

Tempo: 1 hora

Sala/área de trabalho

- Sala com iluminação tênue e difusa, e música suave ao fundo para criar um ambiente tranquilo
- Difusor ligado com óleo essencial
- Temperatura ambiente agradável
- Duchas

Equipamento

Opção A

- Maca de estética
- Ducha
- Panela elétrica
- Difusor
- Castiçais
- Recipiente para desinfetante
- Luvas de lufa (esponja vegetal)
- Cesto para lixo
- Cesto ou gaveteiro para toalhas e roupas sujas

Opção B

- Mesa de hidroterapia
- Câmara
- Ducha manual
- Duas panelas elétricas
- Termômetro

Materiais

- Ficha de anamnese do cliente (Figura 12–1)

- Desinfetante concentrado
- Antisséptico para as mãos
- Duas toalhas pretas grandes
- Um lençol
- Um lençol descartável
- Tecido especial à prova d'água (plástico)
- Roupão e chinelos descartáveis
- Roupas íntimas descartáveis
- Desinfetante concentrado
- Velas
- Esfoliante
- Hidratante para o corpo
- Argila
- Medidores
- Óleos essenciais
- Cartão de visitas do terapeuta

Procedimentos

1. Prepare a sala de tratamento com o difusor ligado e as velas acesas; arrume a mesa para o tratamento.
2. Cubra a mesa de massagem com o cobertor elétrico (ligado), o lençol e o lençol descartável, ou, no caso da mesa de hidroterapia, cubra-a com o tecido especial à prova d'água. Deixe todos os materiais preparados – medidores, argila e panela elétrica. Aqueça uma medida e meia de argila na panela elétrica.
3. Leve o cliente ao vestiário e mostre-lhe a área dos armários. Peça-lhe para se despir e colocar a roupa íntima descartável, o roupão e os chinelos.
4. Entre na sala de tratamento com o cliente, mostre-lhe onde pendurar o roupão e oriente-o a se deitar sobre a mesa na posição supina. Dê-lhe uma toalha preta grande para cobrir a parte frontal do corpo.
5. Saia da sala.
6. Dê-lhe um minuto para se trocar; bata à porta e pergunte se está pronto.
7. Limpe as mãos com antisséptico antes de iniciar o tratamento.
8. Esfolie a pele com uma massagem *effleurage*[1] suave usando água e lufa, ou uma esponja seca, ou um sal esfoliante (peles sensíveis reagem à argila rica em minerais – pule a esfoliação).

---

1. *Effleurage* é uma técnica de massagem que deve iniciar cada sessão.

Ficha de anamnese do cliente para estética corporal

Por favor, preencha com letra de forma _____ Data _____

Nome _____ Sobrenome _____ Data de nascimento _____
Rua _____ Apto nº _____ Cidade _____ Estado _____ CEP _____
Telefone – Residencial (__) _____ Trabalho (__) _____ Celular (__) _____
Médico/quiropraxista _____ Telefone (__) _____
Contato de emergência _____ Telefone (__) _____
Profissão _____
Indicado por   ❏ Amigo   ❏ Mala direta   ❏ Panfletos   ❏ Internet   ❏ Vale-brinde   ❏ Outros
Nome do técnico _____

1. Este é o seu primeiro tratamento corporal? ❏ Sim ❏ Não
2. Qual a razão da sua visita hoje? _____
3. Que outros tratamentos corporais você fez? _____
❏ Massagem   ❏ Esfoliação com sal   ❏ Bandagem de algas marinhas   ❏ Lama negra   ❏ Esfoliação corporal   ❏ Outro
4. Em caso positivo, foi uma boa experiência? _____
5. Atualmente, você está sob observação médica por algum problema de saúde? ❏ Sim ❏ Não
6. Qual? _____
7. Você está grávida? ❏ Sim ❏ Não
Em caso positivo, de quantas semanas? _____
8. Você está tomando anticoncepcional? ❏ Sim ❏ Não
9. Reposição hormonal? ❏ Sim ❏ Não   Em caso positivo, qual? _____
10. Você usa lentes de contato? ❏ Sim ❏ Não
11. Você fuma? ❏ Sim ❏ Não
12. Qual o seu nível de estresse? ❏ Alto ❏ Médio ❏ Baixo
13. Você está usando ou já usou Accutane? ❏ Sim ❏ Não
Em caso positivo, quando e por quanto tempo? _____
14. Você tem alguma alergia a cosméticos, alimentos, algas marinhas, mariscos ou drogas? ❏ Sim ❏ Não
Por favor, enumere _____
15. Você está atualmente tomando alguma medicação – com ou sem prescrição, incluindo aspirina? ❏ Sim ❏ Não
Em caso positivo, enumere _____
16. Que produtos você está usando atualmente? ❏ Sabonete ❏ Leite de limpeza ❏ Loção tonificante ❏ Esfoliante
                              ❏ Máscara ❏ Cremes ❏ Protetor solar ❏ Gel para banho ❏ Loções corporais
Por favor indique se você sofre de ou possui algum dos seguintes problemas:

❏ Asma	❏ Hepatite	❏ Pinos ou placas de metal
❏ Ossos quebrados. Onde?	❏ Herpes	❏ Marca-passo
❏ Problemas cardíacos	❏ Pressão sanguínea alta	❏ Flebite, coágulos sanguíneos, má circulação
❏ Dermatite	❏ Histerectomia	❏ Psicológicos
❏ Epilepsia	❏ Distúrbios imunológicos	❏ Problemas nos seios faciais
❏ Bolhas febris	❏ Lordose ou problemas de coluna	❏ Doenças de pele. Quais?
❏ Dor de cabeça crônica	❏ Lúpus	❏ Problemas urinários ou nos rins

❏ Lesão na cabeça e/ou pescoço? Onde e há quanto tempo? _____

Figura 12-1 – Exemplo de ficha do cliente.

Por favor, explique os problemas indicados anteriormente ou mencione qualquer outro problema de saúde importante:

_____
_____
_____

Liste quais áreas do corpo são afetadas.

_____
_____
_____

Ao receber uma massagem, que tipo de pressão prefere?
❑ Leve?   ❑ Média?   ❑ Tecidos profundos?

Estou ciente de que os serviços oferecidos não substituem o tratamento médico, e quaisquer informações fornecidas pelo terapeuta têm apenas fins instrutivos e não são de natureza prescritiva diagnóstica. Também estou ciente de que os dados informados
nesta ficha têm a finalidade de ajudar o terapeuta a oferecer o melhor serviço e são totalmente confidenciais.

Políticas do salão

1. É necessária uma avaliação profissional antes da distribuição inicial de produtos.
2. Nossa taxa ativa de desconto só se aplica a clientes que vêm a cada quatro semanas.
3. Não fazemos reembolso em dinheiro.
4. Solicitamos um aviso de cancelamento com 24 horas de antecedência.

Entendo e concordo plenamente com as políticas do spa/instituto de beleza apresentadas acima.

Assinatura _____ Data _____

Figura 12-1 – Continuação.

9. Deixe a argila a pronta em um medidor para aplicar no corpo.
10. Peça para o cliente virar em posição lateral e aplique a argila com suas mãos nas áreas das costas, glúteos e pernas (Figura 12–2).
11. Peça para o cliente virar para o outro lado (posição lateral) e repita o passo 10.
12. Peça-lhe para se deitar em posição supina e aplique a argila na parte frontal do corpo, do pescoço aos dedos dos pés, incluindo braços, mãos e pés.
13. Se estiver usando a mesa de massagem, cubra o cliente com o lençol descartável, o lençol e o cobertor elétrico.
14. Se estiver usando a mesa de hidroterapia, cubra-o com a câmara colocando-a sobre a mesa, e instale a panela elétrica com água para que o vapor entre na câmara. Verifique sempre a temperatura.
15. Deixe a argila agir no cliente de 20 a 30 minutos. Verifique se ele não tem sensibilidade ao produto (não deixe por mais de 30 minutos).
16. Ofereça-lhe uma massagem no couro cabeludo/cabeça durante o tratamento.
17. Não deixe o cliente desacompanhado na sala.

18. Se estiver usando a mesa de massagem, abra o cobertor elétrico e o lençol, retire o lençol plástico e coloque-o no cesto para lixo. Ligue a ducha para o cliente e peça-lhe para tirar a argila. Ofereça-lhe a toalha preta grande para que se seque e peça-lhe para se deitar sobre a mesa de massagem em posição supina e aplique o hidratante.
19. Se estiver usando a mesa de hidroterapia, desinstale a panela elétrica e retire a câmara. Usando a ducha manual, remova a argila do cliente. Peça-lhe para descer da mesa e se secar com uma grande toalha escura enquanto você limpa a mesa de hidroterapia. Coloque duas toalhas grossas sobre a mesa de hidroterapia e peça para o cliente deitar em posição supina. Aplique o hidratante.
20. Faça esta aplicação conforme os posicionamentos expostos nos passos 10, 11 e 12.
21. Depois de completar o tratamento, deixe a sala e dê tempo para o cliente colocar novamente o roupão e os chinelos.
22. Leve-o de volta ao vestiário e indique onde fica o cesto para roupas sujas ou leve-o para o próximo tratamento.
23. Ofereça-lhe um copo de água com limão ou um chá de ervas para beber enquanto descansa no *lounge*.
24. Dê-lhe seu cartão de visitas. No verso do cartão, sugira uma data para a próxima sessão e ofereça outros tratamentos.

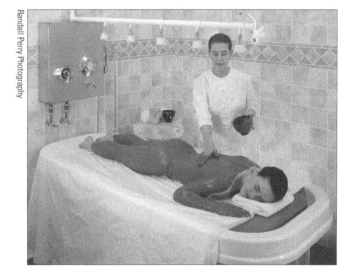

Figura 12–2 – Exemplo de tratamento com lama.

Limpeza/higiene

1. Tire todos os lençóis, o tecido especial à prova d'água e os cobertores e leve tudo à lavanderia para lavagem e esterilização adequada.
2. Lave o medidor, a panela elétrica e os potes com água e sabão; seque-os e guarde.
3. Limpe a mesa de massagem/mesa de hidroterapia com desinfetante e prepare a área para o próximo cliente.
4. Desinfete a ducha com o desinfetante concentrado preparado de acordo com as instruções do fabricante.

Acompanhamento

1. Preencha a ficha do cliente.
   - Data da visita
   - Tratamento
   - Outros comentários e/ou recomendações
2. Verifique se o cliente precisa de algum produto de manutenção do serviço para ser usado em casa. Informe-se se ele está utilizando algum produto atualmente.
   - Banho de argila
   - Produtos de spa
   - Óleos essenciais
   - Cremes/loção corporal
3. Recomende outros serviços; esta prática inspira confiança no cliente por reconhecer suas necessidades específicas.
   - Bronzeamento artificial
   - Massagem
   - Tratamento facial
   - Manicure
   - Pedicure
   - Tratamentos Vichy
   - Imersão de hidroterapia

Máscara corporal de parafango

O efeito térmico da parafina estimula o fluxo linfático no nosso corpo, eliminando toxinas das células de gordura. O tratamento define a silhueta e rejuvenesce a pele.

Tempo: 1 hora e meia

Sala/área de trabalho
- Sala com iluminação tênue e difusa, e música suave ao fundo para criar um ambiente tranquilo
- Difusor ligado com um óleo essencial
- Temperatura ambiente agradável

Equipamento
- Maca de massagem/mesa de hidroterapia
- Difusor
- Castiçais
- Recipiente para desinfetante
- Panela elétrica para parafango
- Esponja
- Medidor (2 medidas)
- Luvas de lufa (opcional)
- Cesto para lixo
- Cesto ou gaveteiro para toalhas de roupas sujas

Materiais
- Ficha de anamnese do cliente
- Antisséptico para as mãos
- Duas toalhas grandes e pretas
- Lençol
- Lençol descartável
- Roupão e chinelos descartáveis
- Roupas íntimas descartáveis
- Velas
- Esfoliante (opcional)
- Linha de produtos específicos
- Creme para massagem
- Desinfetante concentrado
- Óleo essencial
- Cartão de visitas do terapeuta

Procedimentos

1. Prepare a sala para o tratamento com parafango. Ligue o difusor e acenda as velas.
2. Cubra a maca de massagem/mesa de hidroterapia com o lençol e o lençol plástico. Deixe todos os materiais preparados – banheira/panela elétrica para o parafango ligados, esponja, medidores, esfoliante (opcional), parafango no aquecedor e a linha de produtos específicos.
3. Leve o cliente ao vestiário e mostre-lhe a área dos armários.
4. Peça-lhe para se despir e colocar a roupa íntima descartável, o roupão e os chinelos.
5. Leve o cliente para a sala de tratamento.
6. Peça-lhe para se despir e mostre-lhe onde pendurar o roupão. Oriente-o a se deitar sobre a mesa na posição supina e usar uma grande toalha preta para cobrir a parte frontal do corpo.
7. Saia da sala.
8. Dê-lhe um minuto para se trocar; bata à porta e pergunte se está pronto.
9. Limpe as mãos com antisséptico antes de iniciar o tratamento.
10. Se for usar um esfoliante, siga as instruções do fabricante. Ligue a ducha para o cliente. Peça-lhe para se enxaguar na ducha. Troque o lençol plástico.
11. Coloque uma medida e meia de parafango.
12. Peça para o cliente virar em posição lateral e aplique o parafango com a esponja na área das costas, glúteos e pernas.
13. Peça-lhe para se virar para o outro lado (posição lateral) e repita o passo 12.
14. Peça-lhe para se deitar em posição supina e cubra a parte frontal do corpo, do pescoço aos dedos dos pés, incluindo braços, mãos e pés.
15. Cubra o cliente com o lençol descartável e o lençol.
16. O cliente deve repousar de 15 a 30 minutos, dependendo do produto utilizado.
17. Ofereça-lhe uma massagem no couro cabeludo/cabeça durante o tratamento.
18. Não deixe o cliente sozinho na sala.
19. Quando o tempo de tratamento tiver terminado, retire o parafango e jogue-o no cesto para lixo.
20. Peça para o cliente deitar em posição prona e faça uma massagem corporal de 10 minutos com um creme especial. Oriente-o a deitar-se em posição supina e continue a massagem por mais 10 minutos. Faça longos movimentos de *effleurage* com a técnica *rolling* em áreas específicas.

21. Deixe a sala, dando tempo para o cliente recolocar o roupão e os chinelos.

22. Leve-o de volta ao vestiário e indique onde fica o cesto para roupas sujas.

23. Ofereça ao cliente um copo de água com limão ou um chá de ervas para beber enquanto descansa no *lounge*.

24. Dê-lhe seu cartão de visitas. No verso do cartão, sugira uma data para a próxima sessão e ofereça outros tratamentos.

Limpeza/higiene

1. Tire todos os lençóis e leve-os à lavanderia.

2. Limpe a maca de massagem/mesa de hidroterapia com desinfetante e prepare a área para o próximo cliente.

3. Lave os medidores e a esponja com água e sabão e seque-os. Limpe a esponja com desinfetante e guarde todos os materiais.

Acompanhamento

1. Preencha a ficha de anamnese do cliente.
   - Data da visita
   - Tratamento
   - Outros comentários e/ou recomendações

2. Verifique se o cliente precisa de algum produto de manutenção do serviço para ser usado em casa. Informe-se se ele está utilizando algum produto atualmente.
   - Cremes/loção corporal
   - Óleos essenciais
   - Sabonete líquido para o corpo
   - Banho de argila

3. Recomende outros serviços; esta prática inspira confiança no cliente por reconhecer suas necessidades específicas.
   - Bronzeamento artificial
   - Massagem
   - Tratamento facial
   - Manicure
   - Pedicure
   - Vichy
   - Imersão de hidroterapia

Máscara corporal suavizante e firmadora

Este magnífico tratamento corporal é recomendado para afinar, firmar e tonificar a silhueta. O corpo não somente se desintoxica como também é intensamente remineralizado.

Tempo: 2 horas

Sala/área de trabalho
- Sala com iluminação tênue e difusa, e música suave ao fundo para criar um ambiente tranquilo
- Difusor ligado com óleo essencial
- Temperatura ambiente agradável
- Ducha

Equipamento
- Maca de massagem
- Difusor
- Castiçais
- Cobertor elétrico
- Recipiente para desinfetante
- Cesto para lixo
- Cesto ou gaveteiro para toalhas e roupas sujas

Materiais
- Ficha de anamnese do cliente
- Antisséptico para as mãos
- Duas toalhas pretas grandes
- Lençol
- Lençol descartável
- Tecido especial à prova d'água
- Roupão e chinelos descartáveis
- Roupas íntimas descartáveis
- Velas
- Linha de produtos específicos
- Água
- Espátula

- Medidores
- Duas vasilhas
- Desinfetante concentrado
- Óleo essencial
- Cartão de visitas do terapeuta

Procedimentos

1. Prepare a sala com o difusor ligado e as velas acesas, e arrume a maca para o tratamento.
2. Cubra a maca de massagem com o cobertor elétrico, o lençol e o lençol descartável. Deixe todos os materiais preparados – medidores, vasilha, espátula, esfoliante corporal e o produto para o tratamento.
3. Leve o cliente ao vestiário e mostre-lhe a área dos armários.
4. Peça-lhe para se despir e colocar a roupa íntima descartável, o roupão e os chinelos.
5. Entre na sala de tratamento com o cliente e mostre-lhe onde pendurar o roupão. Oriente-o a se deitar sobre a mesa na posição supina. Dê-lhe uma toalha preta grande para cobrir a parte frontal do corpo.
6. Saia da sala.
7. Dê-lhe um minuto para se trocar; bata à porta e pergunte se está pronto.
8. Limpe as mãos com o antisséptico antes de iniciar o tratamento.
9. Esfolie a pele com um esfoliante corporal, fazendo uma massagem *effleurage*.
10. Ligue a ducha para o cliente e peça-lhe para se enxaguar.
11. O cliente deve se secar com uma das toalhas pretas grandes.
12. Peça-lhe para se deitar em posição supina sobre o lençol plástico (talvez seja necessário usar outro lençol plástico).
13. Aplique o produto e faça uma massagem *effleurage* em todo o corpo, das solas dos pés à área do pescoço, até que o produto seja absorvido.
14. Prepare o produto seguindo as instruções.
15. Peça para o cliente virar em posição lateral e aplique o produto com a espátulas e as mãos na área das costas, glúteos e pernas.
16. Peça-lhe para se virar para o outro lado (posição lateral) e repita o passo 15.
17. Peça-lhe para se deitar em posição supina e aplique o produto na parte frontal do corpo, do pescoço aos dedos dos pés, incluindo braços, mãos e pés (Figura 12–3).
18. Cubra o cliente com o lençol plástico e o cobertor elétrico.
19. Deixe o produto agir por 20 minutos.

20. Ofereça ao cliente uma massagem no couro cabeludo/cabeça durante o tratamento.
21. Remova o produto usando a espátula.
22. Recubra o cliente com o lençol descartável e o cobertor elétrico (desligado) para 10 minutos de relaxamento total.
23. Ligue a ducha para o cliente. Retire o lençol plástico e o cobertor elétrico e oriente-o a tomar uma ducha fria.
24. Jogue o lençol descartável no cesto para lixo.
25. Peça para o cliente se secar com uma toalha e deitar novamente na maca de massagem.
26. Termine o tratamento aplicando um creme de massagem com movimentos de massagem redutora.
27. Após terminar o tratamento, deixe a sala, dando tempo para o cliente colocar novamente o roupão e os chinelos.
28. Leve-o de volta ao vestiário e indique onde fica o cesto ou gaveteiro para roupas sujas.
29. Ofereça-lhe um copo de água com limão ou um chá de ervas para beber enquanto descansa no *lounge*.
30. Dê-lhe seu cartão de visitas. No verso do cartão, sugira uma data para a próxima sessão e ofereça outros tratamentos.

Limpeza/higiene
1. Tire todos os lençóis e leve-os à lavanderia.
2. Lave os medidores, a espátula e as vasilhas com água e sabão; seque-os e guarde.
3. Limpe a maca de massagem/mesa de hidroterapia com desinfetante e prepare a área para o próximo cliente.
4. Desinfete a ducha com o desinfetante concentrado preparado de acordo com as instruções do fabricante.

Acompanhamento
1. Preencha a ficha do cliente.
   • Data da visita
   • Tratamento
   • Outros comentários e/ou recomendações
2. Verifique se o cliente precisa de algum produto de manutenção do serviço para ser usado em casa. Informe-se se ele está utilizando algum produto atualmente.

- Banho de argila
- Produtos de uso cosmético profissionais
- Óleos essenciais
- Cremes/loção corporal

3. Recomende outros serviços; esta prática inspira confiança no cliente por reconhecer suas necessidades específicas.
   - Bronzeamento artificial
   - Massagem
   - Tratamento facial
   - Manicure
   - Pedicure
   - Tratamentos Vichy
   - Hidroterapia

Bandagem corporal

Tratamento localizado com bandagem corporal que tonifica a pele, aumenta a elasticidade e elimina o excesso de água e toxinas dos tecidos. Ótimo para áreas específicas, volumosas e/ou com maior concentração de gordura do corpo.

Tempo: 1 hora

Sala/área de trabalho
- Sala com iluminação tênue e difusa, e música suave ao fundo para criar um ambiente tranquilo
- Difusor ligado com óleo essencial
- Temperatura ambiente agradável
- Duchas

Equipamento
Opção A
- Maca de massagem
- Ducha
- Difusor
- Castiçais
- Recipiente para desinfetante
- Cesto para lixo
- Cesto ou gaveteiro para toalhas e roupas sujas

Opção B
- Mesa de hidroterapia
- Ducha manual
- Termômetro

Materiais
- Ficha de anamnese do cliente
- Antisséptico para as mãos
- Duas toalhas escuras grandes
- Um lençol
- Um lençol descartável
- Tecido especial à prova d'água
- Bandagem branca
- Roupão e chinelos descartáveis
- Roupas íntimas descartáveis
- Velas
- Esfoliante corporal
- Linha de produtos específicos
- Creme para massagem
- Água
- Medidores
- Duas vasilhas
- Desinfetante concentrado
- Óleos essenciais
- Cartão de visitas do terapeuta

Procedimentos
1. Prepare a sala de tratamento com o difusor ligado e as velas acesas, e arrume a maca para o tratamento.
2. Cubra a maca de massagem com lençol e lençol descartável ou, no caso da mesa de hidroterapia, cubra-a com o tecido especial à prova d'água. Deixe todos os materiais preparados – medidores, vasilhas e a linha de produtos específicos.
3. Leve o cliente ao vestiário e mostre-lhe a área dos armários. Peça-lhe para se despir e colocar a roupa íntima descartável, o roupão e os chinelos.
4. Entre na sala de tratamento com o cliente, mostre-lhe onde pendurar o roupão e oriente-o a se deitar sobre a maca na posição supina. Dê-lhe uma toalha escura grande para cobrir a parte frontal do corpo.

5. Saia da sala.
6. Dê-lhe um minuto para se trocar; bata à porta e pergunte se está pronto.
7. Limpe as mãos com antisséptico antes de iniciar o tratamento.
8. Esfolie a pele com um esfoliante corporal fazendo uma massagem *effleurage*.
9. Se estiver usando a maca de massagem, ligue a ducha para o cliente e peça--lhe para se enxaguar.
10. Se estiver usando a mesa de hidroterapia, enxágue o cliente com a ducha manual.
11. Peça para o cliente se secar com a toalha preta grande.
12. Dê-lhe outra toalha para cobrir a área que não receberá tratamento.
13. Aplique o produto massageando a área específica (a quantidade dependerá da área) até que seja absorvido.
14. Umedeça as bandagens na vasilha com água fria e esprema com força.
15. Em outra vasilha, misture a linha de produtos e encharque as bandagens no produto; enfaixe o cliente conforme as instruções do produto.
16. O cliente deve repousar de 30 a 35 minutos com o produto (dependendo das instruções do fabricante) (Figura 12–4).
17. Ofereça ao cliente uma massagem no couro cabeludo/cabeça, mãos ou pés durante o tratamento, dependendo das áreas que estão sendo tratadas.
18. Quando tiver terminado o tratamento, desenfaixe o cliente e coloque as bandagens na vasilha de água para serem lavadas à mão mais tarde.
19. Termine o tratamento com a aplicação de um creme de massagem com movimentos de massagem redutora. (Se o tratamento for feito nas pernas, massageie com gel para as pernas.)

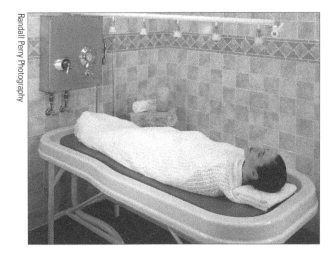

Figura 12–3 – Exemplo de bandagem corporal.

20. Após terminar o tratamento, deixe a sala dando tempo para o cliente colocar novamente o roupão e os chinelos.
21. Leve-o de volta ao vestiário e indique onde fica o cesto para roupas sujas.
22. Ofereça-lhe um copo de água com limão ou um chá de ervas para beber enquanto descansa no *lounge*.
23. Dê-lhe seu cartão de visitas. No verso do cartão, sugira uma data para a próxima sessão e ofereça outros tratamentos.

Limpeza/higiene

1. Tire todos os lençóis e o tecido especial à prova d'água (se tiver sido usado) e leve-os à lavanderia.
2. Lave os medidores, a espátula e as vasilhas com água e sabão; seque-os e guarde.
3. Limpe a maca de massagem/mesa de hidroterapia com desinfetante e prepare a área para o próximo cliente.
4. Se a ducha tiver sido usada, desinfete-a com o desinfetante concentrado preparado de acordo com as instruções do fabricante.

Acompanhamento

1. Preencha a ficha de anamnese do cliente.
   - Data da visita
   - Tratamento
   - Outros comentários e/ou recomendações
2. Verifique se o cliente precisa de algum produto de manutenção do serviço para ser usado em casa. Informe-se se ele está utilizando algum produto atualmente.
   - Banho de argila
   - Produtos de uso cosmético profissional
   - Óleos essenciais
   - Cremes/loção corporal
3. Recomende outros serviços; esta prática inspira confiança no cliente por reconhecer suas necessidades específicas.
   - Bronzeamento artificial
   - Massagem
   - Tratamento facial
   - Manicure
   - Pedicure
   - Tratamentos Vichy
   - Hidroterapia

Bronzeamento artificial

Esta técnica oferece uma pele bronzeada com uma aparência saudável. Bronzeie a pele do seu corpo inteiro, não só a do rosto.

Tempo: 20 minutos

Sala/área de trabalho
- Sala com iluminação tênue e difusa, e música suave ao fundo para criar um ambiente tranquilo
- Difusor ligado com óleo essencial
- Temperatura ambiente agradável

Equipamento
- Maca de massagem/mesa de hidroterapia
- Difusor
- Recipiente para desinfetante
- Cesto para lixo
- Cesto ou gaveteiro para toalhas e roupas sujas
- Aerógrafo para bronzeamento

Materiais
- Ficha de anamnese do cliente
- Desinfetante concentrado
- Antisséptico para as mãos
- Duas toalhas de mão escuras, três toalhas pretas grandes
- Lençol descartável
- Lençol
- Roupão e chinelos descartáveis
- Roupas íntimas descartáveis
- Produto para bronzeamento artificial
- Luvas de lufa
- Hidratante
- Luvas de látex descartáveis
- Óleo essencial
- Cartão de visitas do terapeuta

Procedimentos

1. Prepare a sala de tratamento com o difusor ligado e as velas acesas; prepare a maca para o tratamento.
2. Cubra a maca de massagem com o lençol e o lençol plástico ou, no caso da mesa de hidroterapia, cubra-a com o lençol descartável.
3. Leve o cliente ao vestiário e mostre-lhe a área dos armários. Peça-lhe para se despir e colocar a roupa íntima descartável, o roupão e os chinelos.
4. Entre na sala de tratamento com o cliente, mostre-lhe onde pendurar o roupão e oriente-o a se deitar sobre a maca em posição supina. Dê-lhe duas toalhas de mão pretas para cobrir as partes íntimas.
5. Saia da sala.
6. Dê-lhe um minuto para se trocar; bata à porta e pergunte se está pronto.
7. Limpe as mãos com antisséptico antes de iniciar o tratamento.
8. Esfolie a pele com uma suave massagem *effleurage* usando água morna e as luvas de lufa.
9. Peça ao cliente se levantar, secar-se e recolocar o roupão.
10. Retire o lençol descartável molhado e cubra a mesa com as duas toalhas pretas grandes.
11. Peça ao cliente que se deite novamente sobre a maca.
12. Coloque as luvas de látex.
13. Peça-lhe para se virar em posição lateral e o massageie com a loção de bronzeamento artificial, permitindo que a pele absorva o produto.
14. Peça-lhe para se virar para o outro lado (posição lateral) e repita o passo 13.
15. Peça-lhe para se deitar em posição supina e aplique o produto em toda a parte frontal do corpo, do pescoço para baixo, incluindo braços e pés. Se o cliente tiver áreas extremamente secas, como joelhos e cotovelos, coloque um pouco de hidratante primeiro e espere que seja absorvido. Assegure-se de aplicar o produto em dobras da pele e nas áreas das articulações, cotovelos, atrás dos joelhos e na base da área dos glúteos.
    Opção: O esteticista pode aplicar o produto sobre o corpo todo com o cliente em pé, em vez de deitado. O conforto do cliente e a temperatura ambiente devem ser considerados.
16. Se estiver usando o aerógrafo, você pode pedir ao cliente que fique em pé sobre uma área específica, no chão, que tenha sido preparada com um lençol descartável no chão; o cliente deve cobrir o cabelo com uma toalha e fechar os olhos. Você então agora pode pulverizar seu corpo e rosto seguindo as instruções do fabricante.

17. Leve o cliente de volta ao vestiário e indique-lhe onde fica o cesto ou gaveteiro para toalhas e roupas sujas.

18. Dê-lhe seu cartão de visitas. No verso do cartão, sugira uma data para a próxima sessão e ofereça outros tratamentos.

Limpeza/higiene

1. Tire todos os lençóis (se usados) e toalhas e leve-os à lavanderia.

2. Jogue o lençol descartável e as luvas de látex no lixo.

3. Limpe a maca de massagem/mesa de hidroterapia borrifando desinfetante. Prepare a sala para o próximo cliente. Se tiver usado o aerógrafo, você deve limpá-lo e desinfetá-lo (de acordo com as instruções do fabricante) e limpar a área onde foi feito o tratamento. Depois, guarde todo o equipamento.

4. Armazene o produto para bronzeamento artificial em lugar seco.

Acompanhamento

1. Preencha a ficha de anamnese do cliente.
   - Data da visita
   - Tratamento
   - Outros comentários e/ou recomendações

2. Verifique se o cliente precisa de algum produto de manutenção do serviço para ser usado em casa. Informe-se se ele está utilizando algum produto atualmente.
   - Banho de argila
   - Produtos de uso cosmético profissionais
   - Óleos essenciais
   - Creme/loção corporal
   - Bronzeador facial

3. Recomende outros serviços; esta prática inspira confiança no cliente por reconhecer suas necessidades específicas.
   - Tratamento corporal
   - Massagem
   - Tratamento facial
   - Manicure
   - Pedicure
   - Tratamentos Vichy
   - Hidroterapia

Capítulo 13
Esfoliação corporal

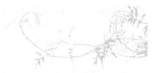

Benefícios/Valores

Hoje, cada vez mais homens, como nunca, e mulheres parecem mais jovens e radiantes. Eles querem manter este aspecto e, por isso, buscam cosméticos e tratamentos que conservem a saúde e a beleza do corpo e da pele.

A esfoliação corporal ajuda a renovar a pele e o corpo com a remoção de células epidérmicas, hidratação e rejuvenescimento. Todos querem uma pele, macia, sedosa, suave ao toque e com aparência saudável. Outros benefícios da esfoliação corporal:
- Remove células mortas
- Aumenta a circulação sanguínea
- Estimula o sistema linfático e elimina toxinas
- Propicia maciez e tonifica a silhueta
- Nutre e amacia a pele
- Relaxa o corpo
- O toque faz bem para o emocional; o estímulo pode aliviar a dor
- Deixa a pele saudável e brilhante

Esfoliação com sal (20 minutos)
- Remove células mortas
- Aumenta a circulação sanguínea
- Estimula o sistema linfático e elimina toxinas
- O toque faz bem para o emocional – o estímulo pode aliviar a dor
- Deixa a pele saudável e brilhante
- A pele fica macia e hidratada

Esfoliação corporal (20 minutos)
- Aumenta a circulação sanguínea
- Nutre e amacia a pele

- Propicia maciez e tonifica a pele
- Relaxa o corpo
- O toque faz bem para o emocional; o estímulo pode aliviar a dor
- Deixa a pele saudável, macia e hidratada

Esfoliação com rosas (20 minutos)
- Hidrata a pele
- Deixa a pele saudável, macia e lisa
- A pele fica radiante
- Remove células mortas
- Nutre e amacia a pele
- O toque faz bem para o emocional; o estímulo pode aliviar a dor

Esfoliação com sal

A esfoliação com sal amacia e hidrata a pele, ao mesmo tempo em que estimula o sistema linfático para eliminar toxinas. A pele fica com aparência saudável e com "brilho especial".

Tempo: 20 minutos

Sala/área de trabalho
- Sala com iluminação tênue e difusa, e música suave ao fundo para criar um ambiente tranquilo
- Difusor ligado com óleo essencial
- Temperatura ambiente agradável
- Duchas

Equipamentos
- Mesa de hidroterapia/mesa de massagem
- Difusor
- Castiçal
- Recipiente para desinfetante
- Recipiente para sais de Epsom
- Cesto para lixo
- Cesto ou gaveteiro para roupas e toalhas sujas

Materiais

- Ficha do cliente (Figura 13–1)
- Antisséptico para as mãos
- Duas toalhas grandes, grossas e escuras
- Um lençol[1]
- Um lençol plástico descartável
- Tecido especial à prova d'água
- Roupão e chinelos descartáveis
- Roupas íntimas descartáveis
- Velas
- Óleo base
- Sais de Epsom
- Medidor
- Colher
- Vasilha
- Desinfetante concentrado
- Óleo essencial
- Cartão de visitas do terapeuta

Procedimentos

1. Prepare a sala de tratamento com o difusor ligado e as velas acesas, e arrume a mesa para o tratamento.
2. Cubra a mesa de massagem com o lençol e o lençol plástico ou, no caso da mesa de hidroterapia, cubra-a com o tecido especial à prova d'água. Prepare a mistura para a esfoliação com sal; misture uma xícara de sais de Epsom, 50 mL de óleo base e 10 gotas de óleo essencial (opcional) em uma vasilha.
3. Leve o cliente ao vestiário e mostre-lhe a área dos armários. Peça-lhe para se despir e colocar a roupa íntima descartável, o roupão e os chinelos.
4. Entre na sala de tratamento com o cliente, mostre-lhe onde pendurar o roupão e oriente-o a se deitar sobre a mesa na posição supina. Dê-lhe uma toalha grande para que se cubra.
5. Saia da sala.
6. Dê-lhe um minuto para se trocar; bata à porta e pergunte se está pronto.
7. Limpe as mãos com antisséptico antes de iniciar o tratamento.

---

1. Devem ser devidamente lavados, esterilizados e separados em sacos plásticos individuais e lacrados (NRT).

Ficha de anamnese do cliente para estética corporal

Por favor, preencha com letra de forma   Data _____

Nome _____ Sobrenome _____ Data de nascimento _____
Rua _____ Apto nº _____ Cidade _____ Estado _____ CEP _____
Telefone – Residencial (__) _____ Trabalho (__) _____ Celular (__) _____
Médico/quiropraxista _____ Telefone (__) _____
Contato de emergência _____ Telefone (__) _____
Profissão _____
Indicado por ❑ Amigo   ❑ Mala direta   ❑ Panfletos   ❑ Internet   ❑ Vale-brinde   ❑ Outros
Nome do técnico _____

1. Este é o seu primeiro tratamento corporal? ❑ Sim   ❑ Não
2. Qual a razão da sua visita hoje? _____
3. Que outros tratamentos corporais você fez? _____
❑ Massagem   ❑ Esfoliação com sal   ❑ Bandagem de algas marinhas   ❑ Lama negra   ❑ Esfoliação corporal   ❑ Outro
4. Em caso positivo, foi uma boa experiência? _____
5. Atualmente, você está sob observação médica por algum problema de saúde? ❑ Sim   ❑ Não
6. Qual? _____
7. Você está grávida? ❑ Sim   ❑ Não
Em caso positivo, de quantas semanas? _____
8. Você está tomando anticoncepcional? ❑ Sim   ❑ Não
9. Reposição hormonal? ❑ Sim   ❑ Não   Em caso positivo, qual? _____
10. Você usa lentes de contato? ❑ Sim   ❑ Não
11. Você fuma? ❑ Sim   ❑ Não
12. Qual o seu nível de estresse? ❑ Alto   ❑ Médio   ❑ Baixo
13. Você está usando ou já usou Accutane? ❑ Sim   ❑ Não
Em caso positivo, quando e por quanto tempo? _____
14. Você tem alguma alergia a cosméticos, alimentos, algas marinhas, mariscos ou drogas? ❑ Sim   ❑ Não
Por favor, enumere _____
15. Você está atualmente tomando alguma medicação – com ou sem prescrição, incluindo aspirina? ❑ Sim   ❑ Não
Em caso positivo, enumere _____
16. Que produtos você está usando atualmente? ❑ Sabonete ❑ Leite de limpeza   ❑ Loção tonificante   ❑ Esfoliante
                              ❑ Máscara   ❑ Cremes   ❑ Protetor solar   ❑ Gel para banho   ❑ Loções corporais
Por favor indique se você sofre de ou possui algum dos seguintes problemas:

❑ Asma	❑ Hepatite	❑ Pinos ou placas de metal
❑ Ossos quebrados. Onde?	❑ Herpes	❑ Marca-passo
❑ Problemas cardíacos	❑ Pressão sanguínea alta	❑ Flebite, coágulos sanguíneos, má circulação
❑ Dermatite	❑ Histerectomia	❑ Psicológicos
❑ Epilepsia	❑ Distúrbios imunológicos	❑ Problemas nos seios faciais
❑ Bolhas febris	❑ Lordose ou problemas de coluna	❑ Doenças de pele. Quais?
❑ Dor de cabeça crônica	❑ Lúpus	❑ Problemas urinários ou nos rins

❑ Lesão na cabeça e/ou pescoço? Onde e há quanto tempo?

Figura 13-1 – Exemplo de ficha do cliente.

> Por favor, explique os problemas indicados anteriormente ou mencione qualquer outro problema de saúde importante:
>
> _____
> _____
> _____
>
> Liste quais áreas do corpo são afetadas.
>
> _____
> _____
>
> Ao receber uma massagem, que tipo de pressão prefere?
> ❑ Leve?   ❑ Média?   ❑ Tecidos profundos?[2]
>
> Estou ciente de que os serviços oferecidos não substituem o tratamento médico, e quaisquer informações fornecidas pelo terapeuta têm apenas fins instrutivos e não são de natureza prescritiva diagnóstica. Também estou ciente de que os dados informados nesta ficha têm a finalidade de ajudar o terapeuta a oferecer o melhor serviço e são totalmente confidenciais.
>
> **Políticas do salão**
>
> 1. É necessária uma avaliação profissional antes da distribuição inicial de produtos.
> 2. Nossa taxa de desconto ativa só se aplica a clientes que vêm a cada quatro semanas.
> 3. Não fazemos reembolso em dinheiro.
> 4. Solicitamos aviso de cancelamento com 24 horas de antecedência.
>
> Entendo e concordo plenamente com as políticas do spa/instituto de beleza apresentadas acima.
>
> Assinatura _____ Data _____

Figura 13-1 – Continuação.

8. Peça para o cliente virar em posição lateral. Com a mistura de sal nas mãos, esfolie suavemente, com movimentos de *effleurage*, a áreas das costas, glúteos e pernas.

9. Peça-lhe para se virar para o outro lado (posição lateral) e repita o passo 8.

10. Peça-lhe para se deitar em posição supina. Com a mistura de sal nas mãos, esfolie do pescoço aos pés, incluindo braços e mãos fazendo suaves movimentos de *effleurage*. (Pergunte às clientes mulheres se querem fazer esfoliação na área dos seios.)

11. Se estiver usando a maca de massagem, ligue a ducha para o cliente e peça que se enxágue.

12. Tire o plástico da mesa e jogue-o no lixo, assim como a roupa íntima descartável.

13. Se estiver usando a mesa de hidroterapia, enxágue o cliente com a ducha manual.

---

2. A massagem dos tecidos profundos consiste em uma técnica neuromuscular que une alongamento profundo, pressão direta e fricção (NRT).

14. Quando o cliente sair da ducha, peça-lhe para se secar e deitar na mesa para a aplicação do hidratante. Se estiver usando a mesa de hidroterapia, peça-lhe para se levantar e se secar. Enxugue a mesa e cubra-a com duas toalhas escuras e grossas. O cliente se deitará novamente na mesa de hidroterapia para a aplicação do hidratante.
15. Após terminar o tratamento, deixe a sala, dando tempo para o cliente colocar novamente o roupão e os chinelos.
16. Leve-o de volta ao vestiário e indique onde fica o cesto para roupas sujas.
17. Ofereça-lhe um copo de água com limão ou um chá de ervas para beber enquanto descansa no *lounge*.
18. Dê-lhe seu cartão de visitas. No verso do cartão, sugira uma data para a próxima sessão e ofereça outros tratamento.

Limpeza/higiene

1. Tire todos os lençóis e o tecido especial à prova d'água (se tiver sido usado) e leve-os à lavanderia
2. Lave o medidor, a colher e a vasilha com água e sabão; seque-os e guarde.
3. Limpe a maca de massagem/mesa de hidroterapia com desinfetante e organize a área para o próximo cliente.
4. Se a ducha tiver sido usada, desinfete-a com o desinfetante concentrado preparado de acordo com as instruções do fabricante.

Acompanhamento

1. Preencha a ficha de anamnese do cliente.
   • Data da visita
   • Tratamento
   • Outros comentários e/ou recomendações
2. Verifique se o cliente precisa de algum produto de manutenção do serviço oferecido para ser usado em casa. Informe-se se ele está utilizando algum produto atualmente.
   • Banho de argila
   • Produtos de spa
   • Óleos essenciais
   • Cremes/loção corporal
3. Recomende outros serviços; esta prática inspira confiança no cliente por reconhecer suas necessidades específicas.
   • Tratamento corporal
   • Bronzeamento artificial

- Massagem
- Hidroterapia
- Tratamentos Vichy
- Tratamento facial
- Pedicure
- Manicure

Esfoliação corporal

Este tratamento estimula a microcirculação sanguínea com propriedades ativas que propiciam maciez e tonificam a silhueta. A pele fica macia e hidratada.

Tempo: 20 minutos

Sala/área de trabalho
- Sala com iluminação tênue e difusa, e música suave ao fundo para criar um ambiente tranquilo
- Difusor ligado com óleo essencial
- Temperatura ambiente agradável
- Duchas

Equipamentos
- Mesa de hidroterapia/maca de massagem
- Difusor
- Castiçal
- Recipiente para desinfetante
- Cesto para lixo
- Cesto para roupas sujas

Materiais
- Ficha de anamnese do cliente
- Antisséptico para as mãos
- Duas toalhas grandes, grossas e escuras
- Um lençol
- Um lençol plástico descartável
- Tecido especial à prova d'água

- Roupão e chinelos descartáveis
- Velas
- Esfoliante corporal (Figura 13–2)
- Hidratante
- Colher (de sopa)
- Vasilha
- Desinfetante concentrado
- Óleo essencial
- Cartão de visitas do terapeuta
- Roupas íntimas descartáveis

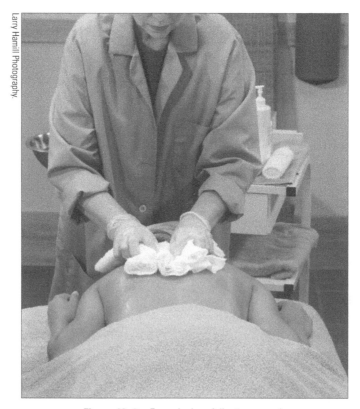

Figura 13–2 – Exemplo de esfoliação corporal.

Procedimentos

1. Prepare a sala de tratamento com o difusor ligado e as velas acesas, e arrume a mesa para o tratamento.
2. Cubra a maca de massagem com lençol e lençol plástico ou, no caso da mesa de hidroterapia, cubra-a com o tecido especial à prova d'água. Deixe o esfoliante corporal pronto; use de 2 a 4 colheres de sopa, dependendo do tamanho do corpo, e coloque numa vasilha.
3. Leve o cliente ao vestiário e mostre-lhe a área dos armários. Peça-lhe para se despir e colocar a roupa íntima descartável, o roupão e os chinelos.
4. Entre na sala de tratamento com o cliente, mostre-lhe onde pendurar o roupão e oriente-o a se deitar sobre a mesa na posição supina. Dê-lhe uma toalha grande para se cobrir.
5. Saia da sala.
6. Dê-lhe um minuto para se trocar; bata à porta e pergunte se está pronto.
7. Limpe as mãos com antisséptico antes de iniciar a esfoliação corporal.
8. Peça para o cliente virar em posição lateral. Com o esfoliante nas mãos, esfolie suavemente, em movimentos de *effleurage*, a área das costas, glúteos e pernas.
9. Peça-lhe para se virar para o outro lado (posição lateral) e repita o passo 8.
10. Peça-lhe para se deitar em posição supina. Com a mistura de sal nas mãos, esfolie do pescoço aos pés, incluindo braços e mãos, fazendo suaves movimentos de *effleurage*. (Pergunte às clientes mulheres se querem fazer a esfoliação na área dos seios.)
11. Se estiver usando a maca de massagem, ligue a ducha para o cliente e peça--lhe que se enxágue.
12. Tire o plástico da mesa e jogue-o no lixo, assim como a roupa íntima descartável.
13. Se estiver usando a mesa de hidroterapia, enxágue o cliente com a ducha manual.
14. Quando o cliente sair da ducha, peça-lhe para se secar e deitar na mesa para a aplicação do hidratante. Se estiver usando a mesa de hidroterapia, peça-lhe para se levantar e se secar. Enxugue a mesa e cubra-a com duas toalhas escuras e grossas. O cliente se deitará novamente na mesa de hidroterapia para a aplicação do hidratante.
15. Após terminar o tratamento, deixe a sala, dando tempo para o cliente colocar novamente o roupão e os chinelos.

16. Leve-o de volta ao vestiário e indique onde fica o cesto para roupas sujas.

17. Ofereça-lhe um copo de água com limão ou um chá de ervas para beber enquanto descansa no *lounge*.

18. Dê-lhe seu cartão de visitas. No verso do cartão, sugira uma data para a próxima sessão e ofereça outros tratamentos.

Limpeza/higiene

1. Tire todos os lençóis e o tecido especial à prova d'água (se tiver sido usado) e leve-os à lavanderia.

2. Lave a colher e a vasilha com água e sabão; seque-as e guarde.

3. Limpe a mesa de massagem/mesa de hidroterapia com desinfetante e prepare a área para o próximo cliente.

4. Se a ducha tiver sido usada, desinfete-a com o desinfetante concentrado preparado de acordo com as instruções do fabricante.

Acompanhamento

1. Preencha a ficha de anamnese do cliente.
   - Data da visita
   - Tratamento
   - Outros comentários e/ou recomendações

2. Verifique se o cliente precisa de algum produto de manutenção do serviço oferecido para ser usado em casa. Informe-se se ele está utilizando algum produto atualmente.
   - Banho de lama
   - Produtos de spa
   - Óleos essenciais
   - Cremes/loção corporal

3. Recomende outros serviços; esta prática inspira confiança no cliente por reconhecer suas necessidades específicas.
   - Tratamento corporal
   - Bronzeamento artificial
   - Massagem
   - Hidroterapia
   - Tratamentos Vichy
   - Tratamento facial
   - Manicure
   - Pedicure

Esfoliação com rosas

Esta deliciosa esfoliação "sensual" rejuvenesce e hidrata a pele. A remoção das células mortas em combinação com pétalas de rosas e um óleo essencial deixa a pele radiante.

Tempo: 20 minutos

Sala/área de trabalho
- Sala com iluminação tênue e difusa, e música suave ao fundo para criar um ambiente tranquilo
- Difusor ligado com óleo essencial
- Temperatura ambiente agradável
- Duchas

Equipamentos
- Mesa de hidroterapia/maca de massagem
- Difusor
- Castiçal
- Recipiente para desinfetante
- Recipiente para o esfoliante de rosas
- Cesto para lixo
- Cesto ou gaveteiro para roupas e toalhas sujas

Materiais
- Ficha de anamnese do cliente
- Antisséptico para as mãos
- Duas toalhas grandes, grossas e escuras
- Um lençol
- Um lençol plástico descartável
- Tecido especial à prova d'água
- Roupão e chinelos
- Roupas íntimas descartáveis
- Óleo de rosas/óleo floral
- Óleo base
- Receita do esfoliante de rosas: 6 saquinhos de aveia, 1 saco de lentilha, 24 pétalas secas de rosa

- Medidor
- Vasilha
- Desinfetante concentrado
- Óleo essencial
- Cartão de visitas do terapeuta
- Velas

Procedimentos

1. Prepare a sala de tratamento com o difusor ligado e as velas acesas, e arrume a mesa para o tratamento.
2. Cubra a maca de massagem com lençol e lençol plástico ou, no caso da mesa de hidroterapia, cubra-a com o tecido especial à prova d'água. Prepare a mistura para a esfoliação com rosas: misture uma xícara de esfoliante de rosas, 50 mL de óleo e 10 gotas de óleo de rosa/floral (opcional) em uma vasilha.
3. Leve o cliente ao vestiário e mostre-lhe a área dos armários. Peça-lhe para se despir e colocar a roupa íntima descartável, o roupão e os chinelos.
4. Entre na sala de tratamento com o cliente, mostre-lhe onde pendurar o roupão e oriente-o a se deitar sobre a mesa na posição supina. Dê-lhe uma toalha grande para que se cubra.
5. Saia da sala.
6. Dê-lhe um minuto para se trocar; bata à porta e pergunte se está pronto.
7. Limpe as mãos com antisséptico antes de iniciar a esfoliação.
8. Peça para o cliente virar em posição lateral. Com o esfoliante de rosas nas mãos, esfolie suavemente, em movimentos de *effleurage*, as áreas das costas, glúteos e pernas.
9. Peça-lhe para se virar para o outro lado (posição lateral) e repita o passo 8.
10. Peça-lhe para se deitar em posição supina. Com o esfoliante de rosas nas mãos, esfolie do pescoço aos pés, incluindo braços e mãos, fazendo suaves movimentos de *effleurage*. (Pergunte às clientes mulheres se querem fazer a esfoliação na área dos seios.)
11. Tire o plástico da mesa e jogue-o no lixo, assim como a roupa íntima descartável.
12. Se estiver usando a mesa de hidroterapia, enxágue o cliente com a ducha manual.
13. Quando o cliente sair da ducha, peça-lhe para se secar e deitar na mesa para a aplicação do hidratante. Se estiver usando a mesa de hidroterapia,

peça para o cliente se levantar e se secar. Enxugue a mesa e cubra-a com duas toalhas escuras e grossas. Ele se deitará novamente na mesa de hidroterapia para a aplicação do hidratante.

14. Após terminar o tratamento, deixe a sala, dando tempo para o cliente colocar novamente o roupão e os chinelos.
15. Leve o cliente de volta ao vestiário e indique onde fica o cesto para roupas sujas.
16. Ofereça-lhe um copo de água com limão ou um chá de ervas para beber enquanto descansa no *lounge*.
17. Dê-lhe seu cartão de visitas. No verso do cartão, sugira uma data para a próxima sessão e ofereça outros tratamentos.

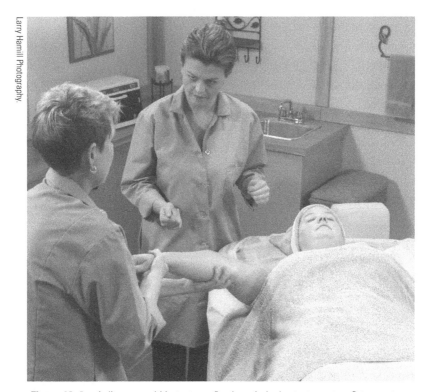

Figura 13–3 – Aplica-se um hidratante ao fim da maioria dos tratamentos. O terapeuta deve levar em consideração o tipo de pele do cliente para escolha do creme.

Limpeza/higiene

1. Tire todos os lençóis e o tecido especial à prova d'água (se tiver sido usado) e leve-os à lavanderia.
2. Lave o medidor e a vasilha com água e sabão; seque-os e guarde.
3. Limpe a maca de massagem/mesa de hidroterapia com desinfetante e prepare a área para o próximo cliente.
4. Se a ducha tiver sido usada, desinfete-a com o desinfetante concentrado preparado de acordo com as instruções do fabricante.

Acompanhamento

1. Preencha a ficha de anamnese do cliente.
   - Data da visita
   - Tratamento
   - Outros comentários e/ou recomendações
2. Verifique se o cliente precisa de algum produto de manutenção do serviço oferecido para ser usado em casa. Informe-se se ele está utilizando algum produto atualmente.
   - Banho de argila
   - Cosméticos para o corpo
   - Óleos essenciais
   - Cremes/loção corporal
3. Recomende outros serviços; esta prática inspira confiança no cliente por reconhecer suas necessidades específicas.
   - Tratamento corporal
   - Bronzeamento artificial
   - Massagem
   - Hidroterapia
   - Tratamentos Vichy
   - Tratamento facial
   - Pedicure
   - Manicure